ココナッツ・オイルプリング

OIL PULLING THERAPY

病気の予防と改善に役立つやさしい健康法

著 ――― ブルース・ファイフ | 監訳 ――― 白澤卓二

医道の日本社 Ido・No・Nippon・Sha

LET'S TRY!

ココナッツ・オイルプリングを やってみよう

オイルプリングは、口の中を植物油ですすぐだけの簡単な健康法です。
使用する植物油は、ごま油、オリーブオイルなど何でも構いませんが、
特にオススメなのがココナッツオイルで、本書でも推奨しています。
ココナッツオイルとスプーンを用意したら、今日からレッツ・トライ！

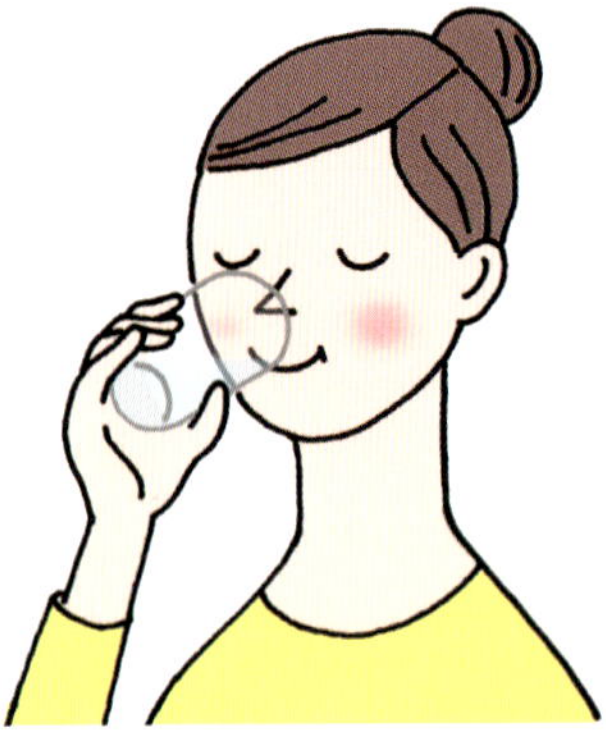

STEP 1 始める前に水を飲む

オイルプリングを行う前に、唾液をよく出すために水を飲みます。唾液は細菌を除去する助けとなります。慣れるまでは、食事前の空腹のときに始めましょう。満腹の状態で行うと、口が苦しくなってしまう可能性があります。

STEP 2 ココナッツオイルを口に含む

ココナッツオイルを大さじ約1杯（小さじ2～3杯）すくい、
口の中に入れます。大さじ1杯は15mL、
小さじ1杯は5mLです。オイルプリングをしている間に、
唾液が出てきます。口がいっぱいにならないように、
最初は少なめのオイルで始めてみましょう。

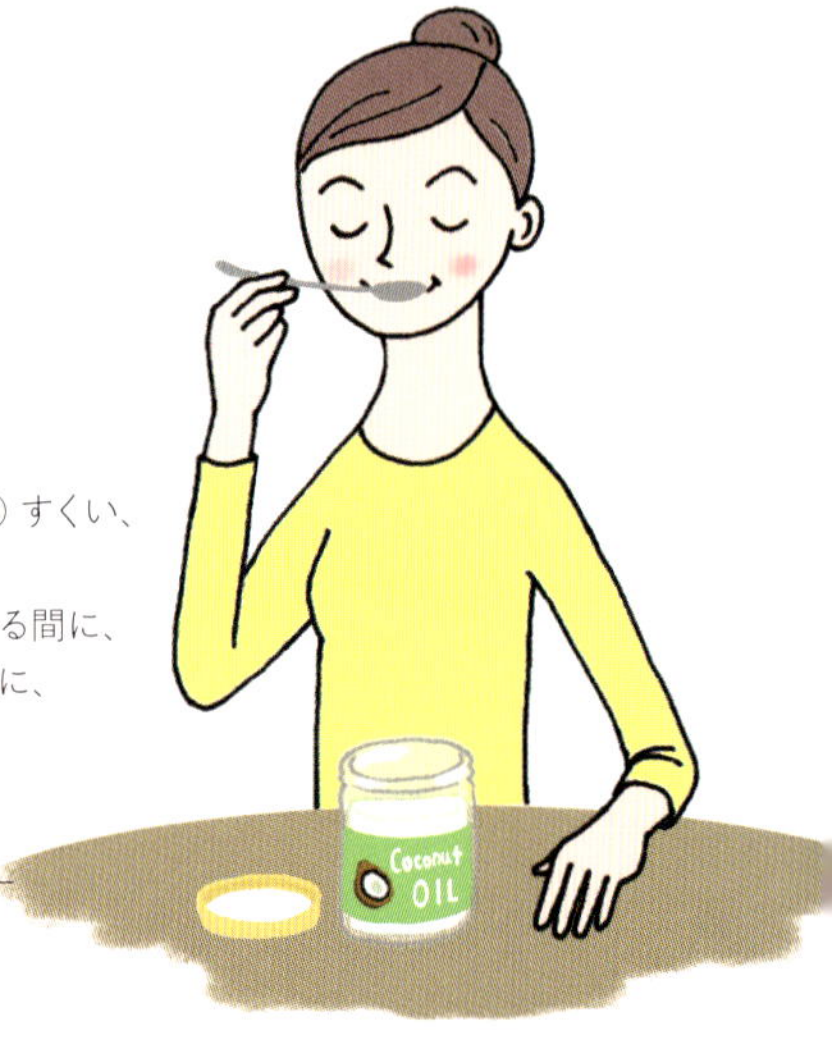

STEP 3

オイルを口の中で動かす

唇を閉じたまま、口の中で
オイルを動かしていきます。
歯と歯の間に吸い入れたり、
押し出したりして、 15 ～ 20分間、
まんべんなく動かし続けましょう。
苦しくなったら、途中で我慢せずに
オイルを出してやり直し。合計で
15 ～ 20分間行いましょう。
オイルを動かしている間は、
本を読んだり、料理をしたり、
他のことも一緒にしていてOK！

! 細菌がいっぱいなので、オイルは飲み込まない

! マウスウォッシュのように、口の中でオイルを動かそう

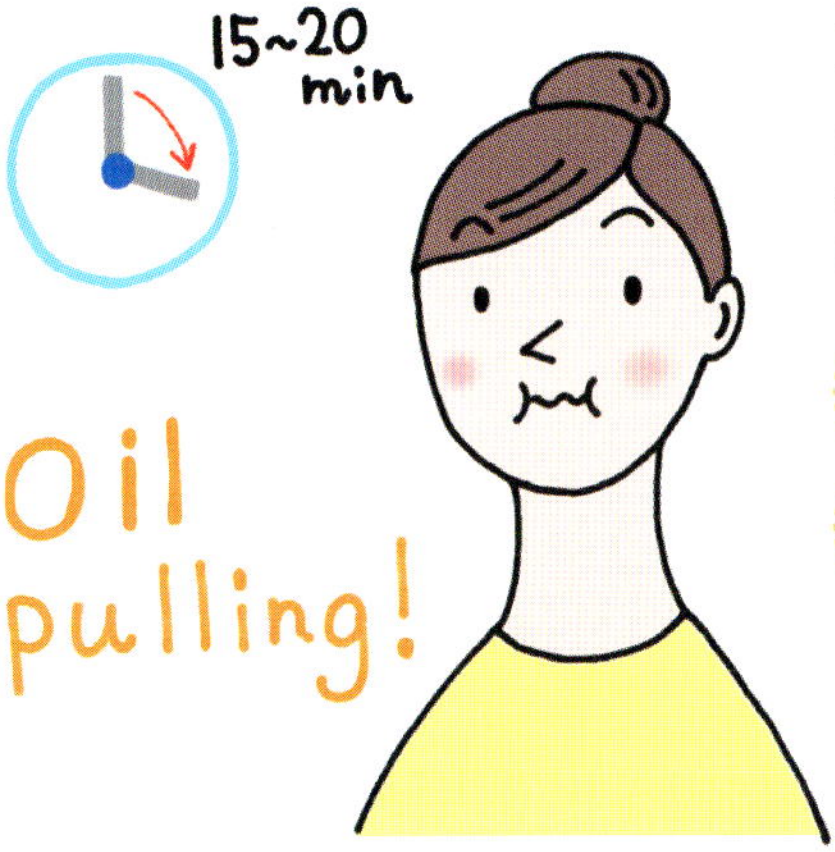

STEP 4

オイルを捨てる

オイルを紙やポリ袋に出して、ゴミ箱に捨てます。
口を水ですすぎ、喉が渇いていたら水を飲みましょう。
オイルプリングをした後は、口の中がとても爽やか！
この手順を最低1日1回行います。

! 詰まりの原因になるので、オイルは排水口には捨てずにゴミ箱へ

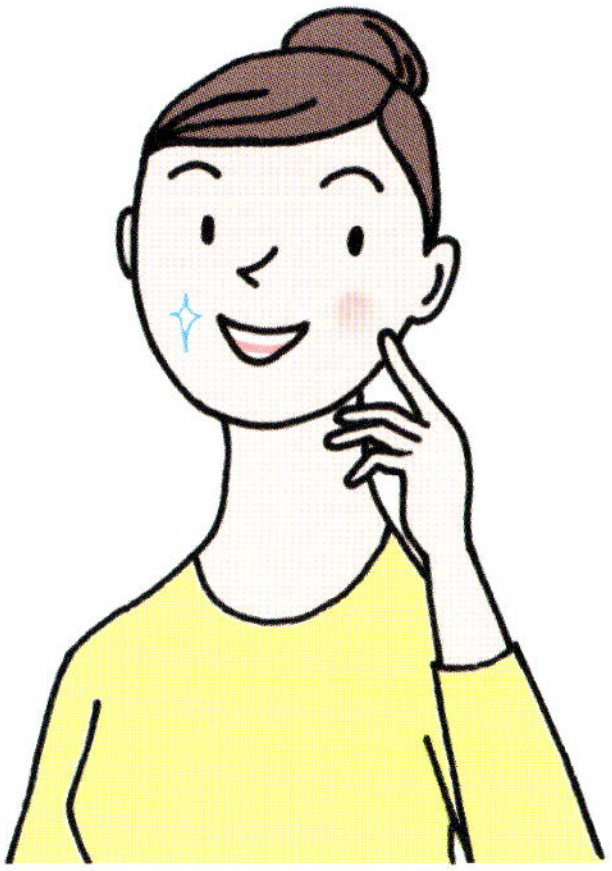

＊オイルプリングの詳細は6章・7章をご参照ください。

WHAT IS THE COCONUT OIL

「命の油」
ココナッツオイルの魅力

ココナッツ・オイルプリングは、さまざまな疾患の予防・改善に役立つ健康法ですが、ココナッツオイルそのものにも、すばらしい栄養素が詰まっています。

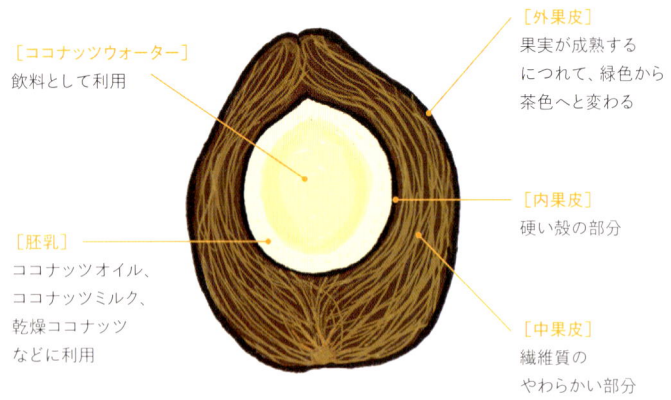

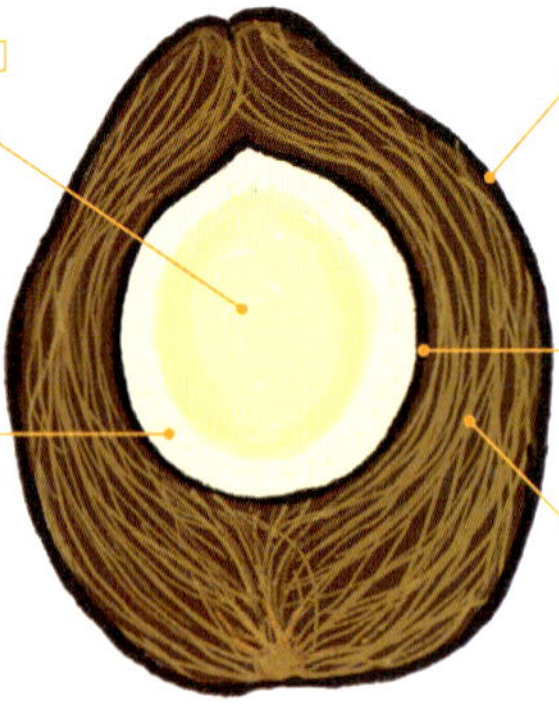

ココナッツオイルは、ココヤシの成熟した果実からとれる油です。果実の白い果肉（胚乳）を圧搾してつくられています。ココナッツオイルが、なぜ植物油のなかでもっともオイルプリングに適しているのか。その大きな理由は成分にあります。

一般的な植物油は、不飽和脂肪酸を多く含んでいるのに対し、ココナッツオイルに含まれる脂肪酸は、その9割以上が飽和脂肪酸です。飽和脂肪酸は、分子構造が安定しているため、酸化に強く、劣化が起こりにくいという特徴を持っています。

さらにココナッツオイルは、飽和脂肪酸のなかでも、「中鎖脂肪酸」（主にラウリン酸）と呼ばれる健康にとてもよい脂質を豊富に含んでいます。この中鎖脂肪酸は、母乳にも多く含まれて

▶ 主な脂肪酸の分類

	分類		脂肪酸名	主な食品
飽和脂肪酸	短鎖		酢酸	酢など
			酪酸	バターなど
			カプロン酸	
	中鎖		カプリル酸	牛乳、母乳、ココナッツオイル、パームオイル
			カプリン酸	
			ラウリン酸	
	長鎖		ミリスチン酸	ココナッツオイル、パームオイル
			パルミチン酸	動植物油に広く分布
			ステアリン酸	動植物油に広く分布
不飽和脂肪酸	一価	(n-9系)	オレイン酸	オリーブオイルを始め、動植物油に広く分布
	多価	(n-6系)	リノール酸	コーン油、大豆油のほか、動植物油に広く分布
		(n-3系)	α-リノレン酸	えごま油、亜麻仁油、なたね油、大豆油など

▶ 主な食用油脂の脂肪酸組成

飽和脂肪酸　一価不飽和脂肪酸　多価不飽和脂肪酸

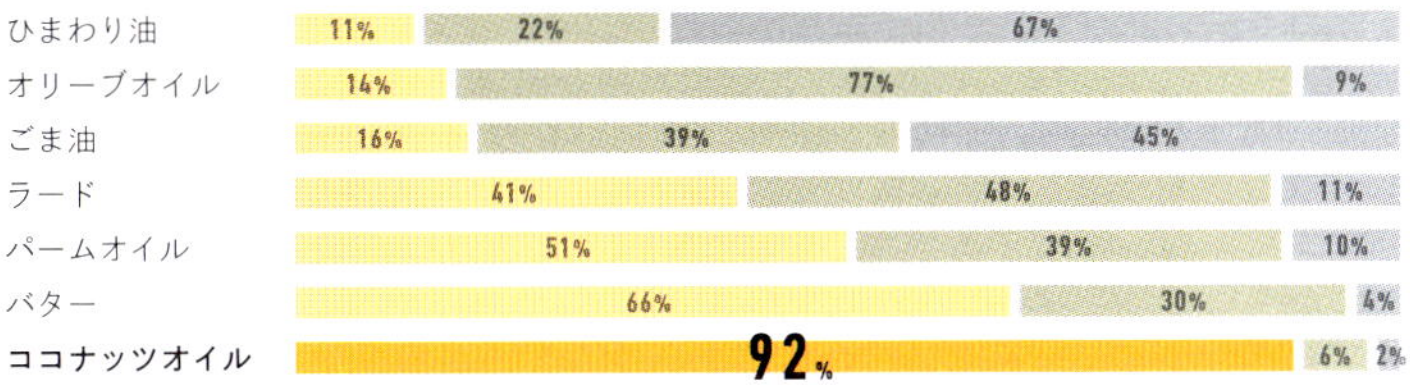

いる成分で、消化吸収がよく、体ですばやく燃えるため、中性脂肪がつきにくい脂質です。抗菌作用や抗ウイルス作用もあり、感染症から体を守る脂質でもあります。

また、中鎖脂肪酸は、肝臓の中で分解されてケトン体という物質になります。ケトン体は、脳のエネルギー源になるため、脳がブドウ糖をエネルギー源として使えなくなってしまうアルツハイマー病の予防・改善にも効果があると言われています。加えて、老化を促進させる活性酸素を無害化する作用も持っており、アンチエイジングにも効果的なことが、近年の研究によってわかってきました。

赤ちゃんのときに、私たちを守ってくれた中鎖脂肪酸をたくさん含むココナッツオイルは、まさに「命の油」なのです。

ここがポイント！ ココナッツオイルの使い方

一般的な植物油にはない性質があるココナッツオイル。
その特徴と使い方を知ることで、
オイルプリングにも上手に活用しましょう。

25℃ 以上

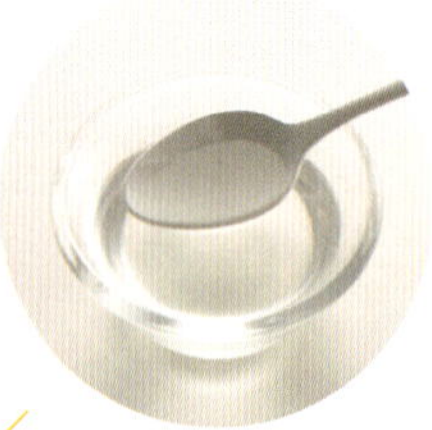

液体

液体のココナッツオイルは無色透明。気温が25℃以上の夏場などはこの状態

20-25℃

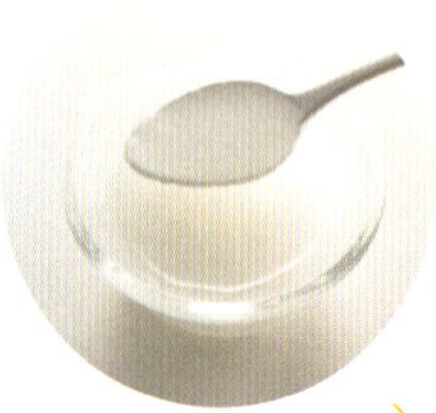

半固体

温度が20～25℃になると、液体と固体が混ざった状態になる

20℃ 以下

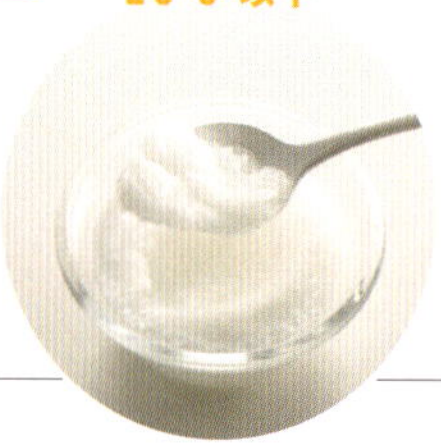

固体

温度が20℃を下回る冬場や冷蔵庫に入れて冷やすと、白い固体になる

POINT

1

温度によって液体↔固体に変化する

ココナッツオイルは融点が高いのが特徴。約25℃を境に、液体や固体に形状が変化する。そのため、夏には液体のオイルが、冬は固体に。形状が変化しても成分は変わらず、品質が劣化することはない。オイルプリングの際は、固体のオイルを口に含んでも、しばらくすると液体になっていく。

POINT

2

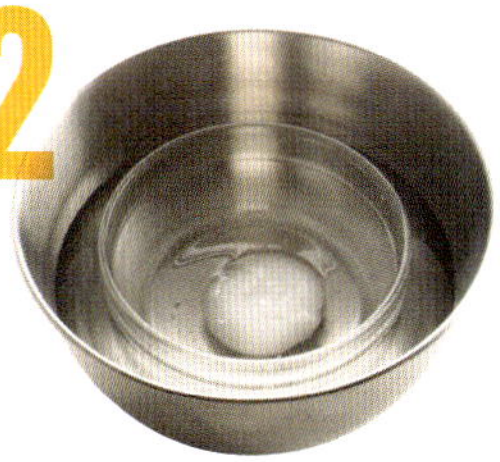

固体のオイルは湯煎で溶かす

40～50℃程度のお湯で湯煎すると、固体から液体に簡単に戻すことができる。電子レンジの使用は危ないので避けよう。

POINT

3

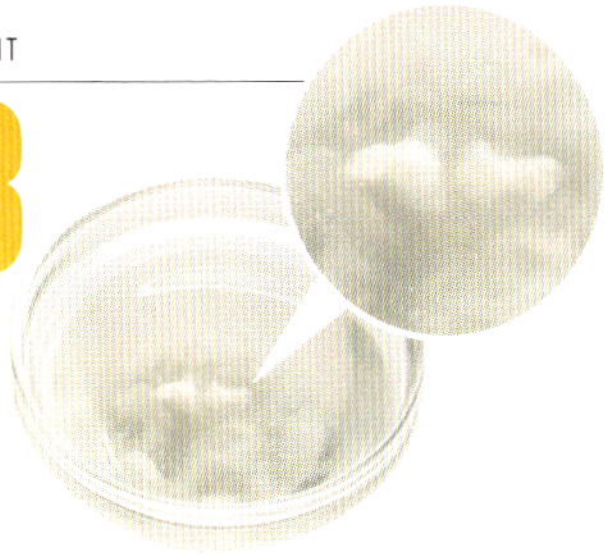

白い沈殿物は問題なし

液体のオイルに白い沈殿物が混ざっていても、一部が固まっただけで品質の劣化ではないので心配無用！

POINT

4

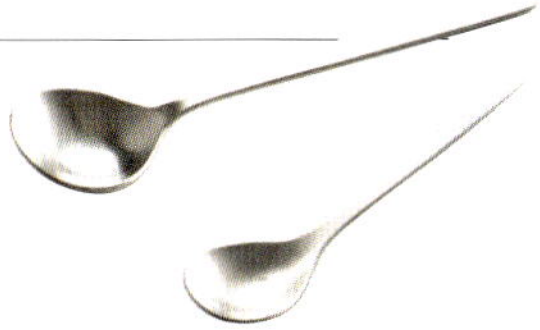

きれいなスプーンを

オイルに水分は厳禁。水気のない、清潔なスプーンを使用しよう。

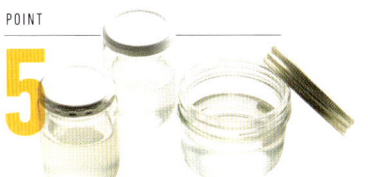

POINT

5

小分けの瓶が便利

袋詰めのオイルは、ガラス瓶に小分けすると便利。保存は常温でOK！

POINT

6

そのまま飲んでも体にいい

毎日大さじ1～3杯、そのまま飲んでも体によい。ただし、オイルプリングで飲むのはNG。

POINT

7

味付けにはミントを！

オイルプリングでココナッツオイルの味に馴染めない場合は、シナモンやミントのオイルを数滴加えよう。

POINT

8

ゴミ箱に捨てる

オイルプリング後のオイルは、排水口に流さず、紙やポリ袋に出してゴミ箱へ。ゴミは早めの処分が衛生的。

つくり方で変わる ココナッツオイルの品質

一口にココナッツオイルと言っても、製法によって品質が異なります。
安価なオイルは、有機溶剤や保存料を使用している場合があります。
最も高品質なものは、無添加のエキストラバージンココナッツオイルです。

1. エキストラバージンココナッツオイル

QUALITY ▶ 風味・香りが豊か／栄養素が高い

PROCESS 1

果肉 → 低温圧搾 → 液体 → 発酵分離／遠心分離 → エキストラバージンココナッツオイル

低温圧搾（コールドプレス）で果肉をココナッツミルクにして、発酵もしくは遠心によってオイル成分とミルク成分を分離させる製法。

PROCESS 2

果肉 → 乾燥（熱風） → 液体 → 圧搾 → エキストラバージンココナッツオイル

熱風で乾燥させた果肉をエクスペラープレス（天然成分を損なわない圧搾法）させてオイルを抽出する製法。プロセス1よりもオイルの香りが強い。

2. 精製ココナッツオイル

QUALITY ▶ 香りがない／長期保存が可能

PROCESS

果肉 → 乾燥（天日干し） → 圧搾 → 精製 → 精製ココナッツオイル

天日干しで乾燥させた果肉（コプラ）を圧搾・精製し、オイルにする製法。

取材協力：株式会社ココウェル

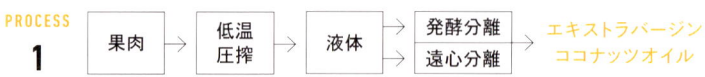

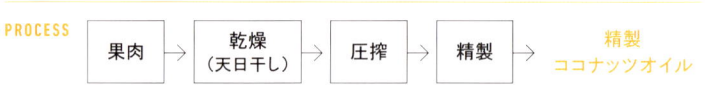

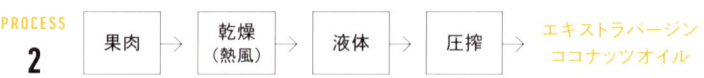

ココナッツ・オイルプリング

病気の予防と改善に役立つやさしい健康法

OIL PULLING THERAPY

DETOXIFYING AND HEALING THE BODY THROUGH ORAL CLEANSING

Dr. Bruce Fife

「新たな真実は、新たな感覚です。なぜなら、これまで見えなかったものが見えるようになり、その新しい真実を知らない人には見えないものが、見えるようになるからです」

——ウェストン・A・プライス博士（歯科医師）

Preface

監訳者まえがき

順天堂大学大学院医学研究科 加齢制御医学講座 教授

白澤卓二

本書は、自然療法医のブルース・ファイフ氏がまとめた「オイルプリング」に関するガイドの日本語版です。オイルプリングは、「植物油で口をすすぐ」という健康法で、インドの伝統医学「アーユルヴェーダ」の中の自然療法を起源としています。近年、ハリウッド女優たちがオイルプリングを実践していることが話題となり、注目を集めています。

なぜ、植物油で口をすすぐことが、健康によいのか。本書では、オイルプリングによって、口の中に無数にいる細菌を取り除くことが、口だけでなく体全体に好影響を与えるからだと説明しています。体は、さまざまな感染症の原因となる細菌を、絶えず撃退しています。その負担が軽減されることによって、免疫力が高まるという理論です。つまり、オイルプリングそのものが病気や症状を治すのではなく、体が治す力をオイルプリングによって引き出す、と考えることができます。

オイルプリングに使用するオイルは、植物油ならなんでもかまいませんが、ココナッツ研究の第一人者でもある著者は、「ココナッツオイル」を推奨しています。長年にわたってアンチエイジングを研究してきた私も、ココナッツオイルの健康効果を確信している一人です。ココナッツオイルには、細菌を倒す抗菌作用や、老化の原因となる活性酸素を無害化する働きがあります。中鎖脂肪酸という、ブドウ糖に代わって脳のエネルギー源になる脂質をたくさん含んでおり、アルツハイマー病を緩和させる効果があることもわかってきました。これらのことから、オイルプリングには、ココナッツオイルが最適だということは間違いないでしょう。

本書を読まれる前に、一つ注意していただきたいことがあります。本書には、さまざまなオイルプリングの成功談が収録されていますが、効果には個人差があるということです。病気の原因の多くは生活習慣にあり、悪い生活習慣を改め、よい生活習慣を身につけることが何よりも大切です。このことは、著者が提唱する「オイルプリング・セラピー」のプログラムの中でも、食生活を中心に詳しく述べられています。

オイルプリングは簡単で、誰でもすぐにできる健康法です。日々の生活に取り入れ、同時に、生活習慣全体を見直してみてください。本書が、皆さんの生活改善のヒントになることを願っています。

CONTENTS | 目次

＊オイルプリングの方法についてすぐ知りたい方は、6章・7章からお読みください。

chapter

1

新しい健康法

オイルプリングで生き返った私

スプーン1杯の植物油で口の中をすすぐだけ？　オーストラリアのメルボルンに住むタラは、信じられませんでした。口の中を植物油ですすぐと、どうして健康になるのか、意味がまったくわかりませんでした。しかし、この「オイルプリング」を始めてから、タラの疑いは、確信に変わりました。

「7カ月前にオイルプリングを始めました」とタラはアース・クリニックというウェブサイト［＊1］に投稿しています。「14年間、慢性疲労に苦しんでいました。ベッドで休むしかなくて、ほとんど動けませんでした」。タラは慢性疲労の他、線維筋痛症にも苦しんでいました。

＊1　http://www.earthclinic.com/

「慢性的に痛みがあって、自暴自棄になっていました。口の中で舌をあまり動かすことができなくて、歩くこともできませんでした。重症で、これほどひどい状態になったことは、それまでありませんでした」

そんな状態が、オイルプリングを始めたことによって、目に見えて改善していきました。「オイルプリングを続けると、毎日大きな変化が起こって、2、3週間経つと、普通の健康状態に戻っていました。今ではさらに元気で活動的になって、あまり休む必要もありません。他の何をしても効果がなかった、肌のトラブルも解決してくれました。オイルプリングが私を生き返らせてくれて、私の人生を変えてくれました！」。タラはわずか数週間で、医者が治らないと言っていた慢性的な疾患を克服したのです。

ユタ州のリーは「これは私が出会った中で最も強力なセラピーです」とアース・クリニックに投稿しています。「私と妻もオイルプリングを1カ月と3日間続けています。私たちにとってこれは素晴らしいものです！　体によいことがたくさん起こって、この健康法がどれほど強力なのかがわかりました。心が以前よりとても落ち着いて、消化や排泄が著しく改善しました。とてもよく眠れるようになり、筋肉の緊張もなくなりました。65歳ですが、歯の動揺もおさまって、若い人の体になって歩き回っているような感じがしています」

リーはオイルプリングの効果を確信したので、「このオイルプリングの方法を調べて、効果を理解するために1カ月間やってみない人は、愚かな人です」とさえ書いています。

何年も続いていた慢性症状を改善させるのに、1カ月で十分なのでしょうか? タラとリーの場合は十分でした。他の人たちも、ほんの1〜2カ月で十分、素晴らしい効果が出ると言っています。

「関節炎になるには若すぎると思っていました」とメキシコのプエルト・バジャルタに住むカタリーナはアース・クリニックに投稿しています。「肩、腰、膝、足と首の関節に痛みが出ていました。けれども、オイルプリングを2カ月行うと、痛みはすべて消えて、その後、半年間経っても痛みは再発していません。また、毛孔性苔癬《もうこうせいたいせん》[*2]も治り、皮膚が柔らかくなって、顔の皺はとても少なくなりました。歯が白くなり、舌と歯肉がきれいなピンク色にな

*2 毛孔が角化して小さく盛り上がる症状を呈する慢性的な皮膚病

りました。目の下のクマは薄くなり、白髪が減りました。夫と私は、2人とも白髪が半分になってきています」

先ほどのリーと同様、カタリーナも若返ったと感じています。「よく眠れるようになって、前より活力があります。いつも気分がよい状態です。どれも本当だとは思えないということはわかっていますが、オイルプリングを9カ月続けて、これらのことをプラセボ効果[＊3]では説明できないと思います。何かが効いています。これからもずっと続けていきます」

カタリーナも「1カ月間やってみれば、効果を体感するでしょう」というリーと同じ意見です。「オイルプリングで私は生き返りました！」というタラの言葉に、リーとカタリーナも同意するでしょう。

＊3　本当の薬効ではなく思い込みによる効果

オイルプリングとは何か

タラ、リー、そしてカタリーナが説明している変化は素晴らしいものです。本当に、そんなことがあるのでしょうか？　医学に携わってきた私には、信じられませんでした。オイルプリングのことを初めて聞いたとき、多くの人たちと同様、「何らかの効果があるにしては簡単過ぎる」と思いました。

結局のところ、植物油で口をすすぐだけで、どうして関節炎や慢性疲労が治るのか、まったく理解できませんでした。この謎をさらに深めたのは、当時、オイルプリングをしていた大半の人が、ひまわり油を使っていたことでした。ひまわり油に特別な治癒効果があることは知られていなかったので、私は詳しい調査はせずに、終わりにしてしまおうと考えていました。

しかし、その後もこのオイルプリングという言葉と何度も出会い、多くの人が何かあると確信しているようでした。体験者の言葉に偽りはないと感じられ、説得力がありました。話の内容は本人が直接体験したことで、例えば妹の親友の兄弟から聞いたというような話ではありませんでした。

生まれつきの性分と、専門的な勉強も行ってきた私は、いわゆる「奇跡的な治癒」にとても懐疑的でした。実証されていない健康関連の治療、なかでも自然療法の分野は疑問視していました。結局、何の役にも立たない〝自然な〟治療をたくさん目にしてきましたが、大抵は企業が利益を得る手段として宣伝しているものでした。オイルプリングも、単にそうした偽物の治療の1つではないかと思いました。

けれども、あまりにも話をたくさん聞くようになったので、一体どういうものなのか詳しく調べてみることにしました。インターネットで検索したところ、やり方の説明と、前述のような体験談をたくさん掲載しているウェブサイトをいくつか見つけました。しかし、もっと専門的な情報を探したものの、何も見つけられませんでした。ただ1つ感心したのは、どのウェブサイトもオイルプリング関連の商品を販売していなかったことでした。利益のために宣伝しているのではなく、単に情報の提供を目的にしている、ということです。大半の新しいセラピーや商品は、何らかの商売とつながっていますが、オイルプリングはそうではないことがわかり、好印象を持ちました。

オイルプリングは新しく発明されたものではなく、また狡猾な市場開拓の戦略でもないことがわかりました。オイルプリングは、インドの伝統医学であるアーユルヴェーダで実践されてきた手法で、何世代にも渡って利用されており、近年になって、医師であるF・カラチュ博士の研究によって注目を集めるようになりました。カラチュ博士は手法を改良し、自分の治療に取り入れて素晴らしい成果を上げました。この手法を説明する講義をウクライナで行い、それが関心を呼んで、アーユルヴェーダが重視されているインドでは、特に興味を持たれました。

私はオイルプリングの資料を読み始めると、オイルプリングによる素晴らしい治癒効果には論理的で、科学に基づいた根拠があることがわかりましたが、それについては誰も知らないようでした。

オイルプリングを実践していた人たちは、効果がある理由や仕組みはわかっていなかったため、自分が理解できる範囲内で説明をしていました。「オイルプリングは舌下静脈から毒を吸収する」「口は必須脂肪酸をオイルから吸収する」「オイルプリングは唾液の中にある特殊な解毒酵素を活性化する」「体のチャクラ（気のエネルギー）のバランスを取る」など、いずれも信憑性はほとんどありませんでした。「最も明らかな説明だ」と私が思えるようなことは、まだ誰も言及していませんでした。

口は体の入り口

何年か前に私は、ココナッツオイルが健康によいということについて『The Coconut Oil Miracle（ココナッツオイル健康法）』［＊4］という本を書きました。執筆にあたって調べ物をしていたときに、オイルプリングの謎を解く鍵を発見しました。医学雑誌や歯学雑誌では、口腔内の健康と全身性疾患の関連性を解説する研究がたくさん掲載されていました。これらの何百件もの研究について詳しく調べると、オイルプリングの有効性を証明するものを次々に発見しました。

目が心の窓と考えられているように、口は体の入り口です。口の中を見ると、その人の健康状態がとてもよくわかります。虫歯、赤く腫れた歯肉、後退して出血している歯肉、口臭、舌の変色、黄味を帯びた歯、こびりついた

＊4　ブルース・ファイフ著、三木直子訳、『ココナッツオイル健康法』、WAVE出版、2014

歯垢や歯石、歯科充填物、欠損歯などは、すべてその人の健康状態を反映しています。

口は消化管の一部です。口の中を見るということは、腸管全体の状態が表れている部分を見るということです。口が健康であれば、腸も元気です。歯や歯肉が悪くなっていれば、体の状態は悪化しています。口は糖尿病、麻疹、白血病、梅毒、ＡＩＤＳ、過食症、過敏性腸症候群、がんなど、疾患の〝証拠〟を示していることがあります。

口腔内に生息する細菌やその他の微生物［＊5］は、私たちの健康に影響を与えます。また細菌も、その人の健康状態の影響を受けます。疾患がある場合、その疾患は口の周囲、舌、喉で増殖する細菌のタイプにかかわってきます。こうした細菌が血流に入り込むと、体全体に大きな打撃を与えることがあります。

私は、口腔感染によって細菌が血流に入ることがあり、体の他の部分で炎症を起こすことは知っていました。このことについて書かれた研究論文は、たくさんあります。私が知りたかったのは、口腔内細菌がいかにして、関節

＊5　細菌、真菌、ウイルスなどの肉眼では観察できない微小な生物

炎、慢性疲労、糖尿病などといったオイルプリングが有効とされている疾患の原因になるのかという点でした。

　オイルプリングが口腔内の健康を改善する、素晴らしい方法であることは明らかです。病気の原因となる細菌とその毒素を、歯や歯肉の周りから「引っ張り出し（pull）」て、どのような歯ブラシやマウスウォッシュよりもうまく口の中をきれいにしてくれます。歯を白くし、歯垢を除去し、歯肉の炎症や感染を緩和し、口腔全般の健康状態を改善するオイルプリングの効果について、体験談は数え切れないほどあります。口が体の入り口であるなら、オイルプリングが全身の健康に影響を与えることは十分にあり得ます。

　オイルプリングの妥当性の手がかりをもう1つ与えてくれるのがウィスコンシン州の歯周病専門医、ジョセフ・フィリップス博士（歯科医師）です。フィリップス博士は60年以上前に、オイルプリングとはまったく違う方法で口から病原菌を〝引き出す〟技術を開発し、オイルプリングと非常に似通った成果を上げていました。博士の方法は「フィリップス・ブロッティング（吸い取り）法」と呼ばれ、現在でも実践されています。

この手法は口臭、虫歯、歯垢、歯石や歯肉炎をなくすと報告されており、有害な細菌や毒素を口から引っ張り出します。細菌や毒素による感染は適切に治療しないと、体の他の部分に広がり、多くの慢性病を引き起こす可能性があります。このフィリップス・ブロッティング法は口腔内の健康だけでなく、関節炎や皮膚炎などの全身性疾患も改善すると報告されています。

フィリップス・ブロッティング法では、特殊なデザインの歯ブラシを利用します。ブロッティング用の歯ブラシは、見た目は普通の歯ブラシと同じですが、毛先がでこぼこしており、毛が密集していて、持ち方も違います。歯を磨くのではなく、ペンキのブラシのような感じで拭い取っていきます。毛細管現象［＊6］によって、歯垢を形成する細菌を歯と歯肉から毛の中に取り込みます。

フィリップス・ブロッティング法を実践した人は、歯周病や虫歯が治ったと報告しています。この方法は口腔内の健康を改善することを目指していて、口から病原菌が取り除かれることで、他のさまざまな健康関連の問題も改善します。

＊6　細い管状内の液体が管の中を上昇する現象

オイルプリングとフィリップス・ブロッティング法が似ていることに、私は驚きました。どちらも口から厄介な細菌を取り除き、口腔衛生を改善するのにとても有効です。いずれの手法を実践した人も、歯や全身の健康障害が著しく回復したと報告しています。

しかし、オイルプリングのほうが優れている点がいくつかあります。ブロッティング用の特別な歯ブラシを購入する必要はなく、いつでもどこでもできること。また歯ブラシは、口腔内のすべての曲部や割れ目には届きません。ですが、口の中をすすぐオイルはすべての歯の表面、歯肉や他の軟部組織と接触するので、洗浄効果はもっと徹底しています。

簡単で強力な健康法

大半の健康法とは違い、オイルプリングはとても簡単で、害がまったくなく、費用もあまりかかりません。かかるのは、1日スプーン1杯の植物油の代金ですが、ビタミン剤よりも安価です。それでも、私がこれまでに巡り会った中で、最も強力な健康法の1つです。

栄養士、また自然療法の医師として、私はたくさんの治療法を知るようになりました。オイルプリングについて調査をした後、自分自身で実践してみて、どのような自然療法よりも勝っていると断言することができます。

調べている間に最も印象的だったのは、オイルプリングの効果に対する体験談の数が多いことです。これは重要な点です。数件の好ましい意見であれば、希望的観測やプラセボ効果とみることもできますが、オイルプリングに関してはあまりにも数が多く、無視できませんでした。膨大な量の好ましい結果は、何かが起こっていることをはっきり示していました。

オイルプリングの最も明らかな効果は、口の健康状態の改善です。歯が白くなり、歯肉はピンク色で見た目が健康的になって、息が爽やかになります。これだけでも十分価値がありますが、素晴らしいのは健康面への恩恵がこれだけに留まらない点です。医学ではいまだ治療法が見つかっていない問題も含め、多くの健康障害が改善・完治しています。オイルプリングはほとんどの疾患や慢性症状の改善に役立つ可能性があります。

オイルプリングで効果があったと報告されている疾患・症状の一覧は以下の通りです。

- にきび
- アレルギー
- 関節炎
- 喘息
- 糖尿病
- 湿疹
- 痔疾
- 高血圧

・腰痛・頚部痛
・口臭
・気管支炎
・慢性疲労
・大腸炎
・クローン病
・便秘
・虫歯
・皮膚炎
・不眠症
・片頭痛
・粘膜の充血
・消化性潰瘍
・月経前症候群（ＰＭＳ）
・歯周病
・歯肉出血
・副鼻腔炎
・歯周膿瘍《のうよう》

これらの疾患・症状に加えて、医学的な研究から、次に挙げる疾患・症状も口腔衛生と直接関係している可能性があり、オイルプリングで対応できるかもしれません。基本的に、体のあらゆる部分が口腔内の健康と、そこに生息している細菌の影響を受ける可能性があります。

・アシドーシス
・急性呼吸窮迫症候群（ＡＲＤＳ）
・アテローム性動脈硬化症
・血液疾患
・脳膿瘍
・がん
・肺気腫
・神経障害
・骨粗鬆症
・パジェット病
・肺炎
・子癇
・多くの感染症
・胆嚢疾患
・痛風
・心臓病
・高血糖
・不妊症
・腎臓病
・肝臓病
・髄膜炎
・早産児／出生時低体重
・精神病エピソード
・脳卒中
・中毒性ショック症候群

ココナッツオイルを使ったオイルプリング

私は調査を続けていく中で、オイルプリングと関係している科学的な研究が多いことに驚かされました。オイルプリングの効果自体に関する研究は少ないものの、口腔内の健康と全身性疾患や慢性疾患を関連づける研究報告書は何百もありました。オイルプリングでみられた多くの良好な効果には、科学的な根拠がありました。

私自身、ココナッツオイルを使ってオイルプリングを始めました。成果を早く出すため、食事の前の空腹時に、1日3回から始めました。成果は、ほぼすぐに現れましたが、私の予想とはまったく違ったものでした。鼻水がたくさん出始めて、喉が痛み、それが徐々に咽頭炎へと進行していきました。最初はインフルエンザにかかったのかと思いましたが、風邪にもインフルエンザにも8年以上かかっておらず、家族や同僚にも具合が悪い人はいませんでした。このインフルエンザは、奇妙なことに気分が悪くなりませんでした。私は元気で、よく眠れて、インフルエンザに伴う痛みはありませんでした。これはインフルエンザではなく、オイルプリングによる浄化反応だとすぐに気づきました。

オイルプリングを始めたときに好転反応［*7］が出た体験談は読んでいました。納得できたのは、私とまったく同じ症状が出た男性の体験談を発見したときでした。ある症状は数日後には消えて、また新しい症状が現れてきました。歯痛が出たときは1日続いて、すぐに消えました。数日後には別の歯が痛くなり、それも1日経つと消えていきました。咳の発作が時折起こり、大きなたんを吐き出しました。体が浄化され、不要なものが排出されていたのです。

これはとても面白いと思いました。それまでにたくさんの解毒プログラム

＊7　ヒーリングクライシス。治療の過程で症状が一時的に悪化すること

を実践してきましたが、オイルプリングは体から毒素を取り除く方法として最善の効果があり、しかもほとんど努力を必要としませんでした。例えば、オイルプリングは水だけの3週間の断食より、はるかに簡単です。私の口はきれいに、健康的になりました。歯は少し白くなって、舌は健康的なピンク色で、息は爽やかになりました。

最もはっきりと変わったのは、顔でした。私は過去30年間、皮膚炎の慢性症状がありました。最初に症状が現れたのは大学生の頃で、顔と胸に定期的に発疹が出て、真っ赤になりました。皮膚は皮がむけて剥がれ落ち、とてもかゆくなり痛みさえありました。炎症がひどくなると皮膚が割れて分泌物が出てきました。皮膚科を何カ所か訪れましたが、どの医師も原因はわからず、またあまり問題視もされず、ただ腫れを抑えるためにステロイド軟膏を塗って我慢するよう言われました。

何年か経つと、症状はますます悪化し、発疹も頻繁に出るようになりました。そして顔と胸はほぼ1日中炎症を起こしていて、日によっては症状がさらに悪化するようになっていました。あらゆるクリーム、ローション、薬品、サプリメントやハーブを使いましたが、治りませんでした。アレルギーの検査も受けましたが、うまくいきませんでした。

健康にいっそうの注意を払い、食事や栄養と自然療法について学びました。そして食事を完全に変えました。数年かかりましたが、食事の内容を改善するのに伴い、肌の状態も改善していきました。炎症が収まり、発疹が出る頻度は減少しました。大きく改善したものの、完全には治りませんでした。解毒プログラムをいくつか試して、水やジュースしか飲まない最長30日間の断食を何度も行いましたが、問題は解決しませんでした。肌はやや赤く、かさついた状態が続きました。

過剰なストレスや感染、糖分の取りすぎで免疫系に負担がかかると、発疹が出てくるようでした。特定の化学物質、なかでもグルタミン酸ナトリウム（MSG）が免疫系を弱めて、発疹が出ることにも気づきました。外食をしたときにはグルタミン酸ナトリウムが使われているかどうかわかります。数時間もすると顔にひどい発疹が出て、それが何日間か続くからです。

しかし、オイルプリングを始めた1日目から、顔の赤みは完全に消えました。それ以来、発疹は出ていません。クリスマスに、いつもより多くの砂糖を食べても発疹は出ません。これは素晴らしいことでした。オイルプリングは長期間の断食を含め、私が行った他のどの解毒プログラムよりもこの症状に効果がありました。今では、発疹の原因は口腔内に生息していた細菌だったと考えています。免疫系に負担がかかると、細菌が繁殖していました。おそらく、細菌が出した毒素に皮膚が反応して、発疹が出ていたのでしょう。この体験で、オイルプリングには効果があり、健康状態を自然に改善するために、誰でも使える効果的な方法だということがわかりました。

もう1つ素晴らしいことが起こりました。私はそれまでずっと頭のふけに悩まされてきました。ふけが少し落ちているというような程度ではなく、余分な頭皮が大きなふけとなって大量に剥がれ落ちていました。何を試してみても効果はなく、薬用シャンプーで抑えることしかできませんでした。普通のシャンプーや石けんではまったく役に立たないので、ふけ防止用の薬剤が入った特別なシャンプーが必要でした。

その後、ココナッツオイルの効果を発見し、薬用シャンプーの代わりにココナッツオイルを使いました。オイルで頭皮をマッサージして、数分間放置して染み込ませてから、普通の石けんで洗い流すのです。ふけで肩の上が真っ白にならないように、薬用シャンプーかココナッツオイルを使わなければなりませんでした。ココナッツオイルや薬用シャンプーの使用を1週間以上やめると、ふけのすさまじい反撃に遭いました。

私は「オイルプリングは顔に非常に効果があったから、慢性的なふけにも効果があるかもしれない」と考えました。そこで実験として、オイルプリングを始めてからココナッツオイルを使うのをやめて、普通の固形石けんで髪を洗ってみました。通常であれば、1週間程度でふけがまた出ていました。1週間過ぎてもふけの兆候はありませんでした。2週間経っても兆候はまったくなくて、驚きました。3週間後も私の頭皮の95％からふけは出ませんでした。ココナッツオイルや薬用シャンプーを使わずに、これほど長期間、ひどいふけが出ないことは、それまでありませんでした。ふけの原因は、皮膚で生育する真菌（マラセチア・グロボーザ）で、90％の人が多かれ少なかれ影響を受けています。免疫機能や食事などのさまざまな要因がふけに影響を与えることがあります。通常は抗真菌薬用シャンプーでふけを抑えられますが、オイルプリングでも抑えることができたのです。

さらに、顔に最低20年間あったいぼが突然なくなりました。いぼの原因はウイルス(ヒトパピローマウイルス)で、オイルプリングはウイルス、細菌や真菌を体から吸い取る掃除機のような役割があることがわかりました。医療関係者のなかには、ほぼあらゆる病気の原因は感染であると考えている人もいます。これが本当なら、オイルプリングは最も強力な手段の1つになり得るでしょう。

私はオイルプリングに関する研究や実験を継続して、人に報告し続けました。その間に、本章の初めに取り上げたカラチュ博士によるオイルプリングの方法と、私が学んだ科学的な根拠を一つにまとめました。改善を加えて、私が「ファイフ博士のオイルプリング・セラピー」と呼んでいる完璧な解毒法を生み出しました[*8]。本書は、単にオイルプリングについて書かれているだけでなく、オイルプリングの完全ガイドとなっています。

*8 第7章P237参照

chapter

2

細菌・真菌と虫歯

口の中にいる生き物

口の中は熱帯雨林のようなもので、暑く、湿度が高くて、温度は1年中ほぼ一定です。熱帯雨林と同様、細菌、真菌、ウイルスや原虫など、さまざまな〝生き物〟が生息しています。目には見えませんが、口の中には数十億の微生物が住んでいます。数が圧倒的に多いのは細菌で、短い細菌、長い細菌、太った細菌、やせた細菌などあらゆる種類がいます。口の中の細菌の数は、地球上の人口を上回っています。

こうした厄介者の食べ物は豊富にあります。好物はピザ、アイスクリーム、ドーナツなどで、あなたが食べる物を細菌も食べています。砂糖や炭水化物の食事などで成長します。歯と歯の間や、頬と歯肉の間の溝に入り込んだ美味しいごちそうの欠片が大好きで、何時間でも喜んでかじっています。私たちの口は彼らにとって〃理想的な環境〃なので、たくさんの生物が住んでいます。

要するに口は、小さな生態系なのです。〃天気予報〃が示す気温は毎日35度で、私たちが病気にならない限り変わらずに湿度は100％です。微生物は定着する場所に好みがあって、そこにコロニー（集落）を形成します。熱帯雨林の生態系では、生物が地上、木の上や水上に住んでいるように、口腔内の微生物も生息する場所を選んでいます。歯の上が好きな微生物もいれば、歯肉と歯の間が好きな微生物もいて、口蓋《こうがい》が好きなものもいれば、舌の手前や奥の空間が好きなものもいます。それぞれの微生物コロニーは、お互いに影響し合っていても、異なる集団になっています。

人によって、口腔内に生息している微生物のコロニーは違います。ロンドンの人はニューヨークの人のコロニーとは違い、ニューオリンズの人とも異なっています。同じ家族であってもコロニーは違います。夫と妻は密接にかかわっていますが、異なるコロニーを持っています。

口腔内の微生物コロニーが人によって違うのは、それぞれの口腔内の環境や生態系が他とは違っているからです。口腔内環境は食事を含む生活習慣、遺伝や性別などが関与します。例えば、ストレスが免疫系に影響を与えて、それが口腔内の微生物コロニーにも影響することがあります。ホルモンも影響を及ぼし、一部のホルモンは特定の細菌の成長を促します。

脱水状態の人は、唾液の分泌量が減少します。唾液には、口腔内環境と微生物のコロニーに大きく影響を及ぼす緩衝物質や酵素が含まれています。喫煙や飲酒も影響しますが、それよりも大きな要因は食事です。砂糖や他の炭水化物は庭の肥料のような役割を果たし、細菌や酵母菌が存在感を高めていきます。

私たちの健康状態も、口腔に生息する微生物の種類に関与します。糖尿病による高血糖は、特定の口腔常在菌の増殖を促します。太りすぎの人の口腔内微生物は、標準体重の人とは違っています。医学研究者は、口腔内の微生物コロニーから特定の健康状態を見極めることもできます。このように、多くの要因が口腔内の微生物コロニーに影響を与えています。

微生物はヒトが生まれると、すぐ口の中で生息し始めます。新生児の口の中と消化管は無菌ですが、空気中の細菌、両親や兄弟との接触、そして手当たり次第何でも口に入れてしまうことによって、微生物コロニーがすぐに形成されます。

私たちの口の中には、膨大な数の細菌がいます。実際、人の口腔内の微生物は犬より多いくらいです。犬があらゆる汚い場所に鼻を突っ込むのが好きなことを考えると、犬の口の中は驚くほどきれいです。よだれを垂らしている犬の口にキスするより、配偶者の唇にキスをしたほうが多くの菌をもらってしまいます。気持ちが悪い話ですが、本当です。犬の唾液の中には、人の口腔内にはない抗体があって、これが病原菌を殺菌しています。

ロバータ・M・ミーハン博士は、自分の微生物学の教室で、学生に新生児と犬の口をふき取って、細菌数を比較してもらう実習を行いました。普通は、新生児の口腔内にいる細菌は、犬と比べたらほとんどいないだろう、と予想するでしょう。

「みんな恐れおののいていました。赤ちゃんの口腔には、細菌がたくさんいましたが、犬の口腔内にはほとんどいなかったからです。この実習は毎学

▼口の中の細菌

口腔内の上皮細胞は3〜7日で生まれ変わっています。

ヒトの口腔内細菌は、①唾液中にあるプランクトンのような浮遊性のあるもの、②歯や舌など口の中の表面でコロニーをつくるバイオフィルム(菌の集合体)の2種類に分かれています。

ヒトの口腔内には600種以上の細菌が生息しており、それらの細菌の総数は推定約100億個です。

嫌気性細菌は酵素と毒素を副産物としてつくり出し、これが歯肉に悪影響を与え、炎症や出血が起こります。

歯ブラシが届くのは歯の表面の60%に過ぎず、歯間など歯ブラシが届きにくい場所に歯垢が残ります。

期、学習効果がありました。獣医であれば誰でも実証できるでしょう」と博士は話しています。

自分の口の中に、膨大な数の細菌がいるというのは想像しにくいですが、爪楊枝の先に乗る程度のごく少量の歯垢の中に、1千万～1億個の細菌がいます。私たちの体は、微細な生命体で溢れています。どれほど頑張って取り除こうとしても、体の細胞を上回る数の細菌があらゆる場所にいます。腸だけで約100兆個の細菌が生息しており、その数は体の全細胞数を上回ります。口に生息している細菌の多くは腸や皮膚にもいます。

しかし、多くは暖かくて湿度がある、他でもない口腔内の環境を好みます。口腔内には600種を超える細菌に加えて、何百種ものウイルス、真菌などが生息しています。新種が絶えず発見されており、詳しく調査されているのはそのごく一部に過ぎません。残りについて私たちはほとんど何も知らず、口腔や体全体の健康にどのような影響を与える可能性があるのか、わかっていないのです。

唾液

口腔内細菌の中には、比較的良性で、私たちの役に立っているものもいれば、攻撃的で厄介で、虫歯や歯周病を引き起こすものもいます。厄介な細菌の1つがミュータンス連鎖球菌［＊9］で、これが虫歯の主な原因です。

この種の細菌は、砂糖と精製された炭水化物をエサとして生きています。細菌の消化過程で糖が酸に代わり、不要物として排出されます。この酸が歯のエナメル質を溶かし、歯の保護機能を弱体化させ、腐食が始まります。これが甘い物をたくさん食べる人に虫歯が多い理由です。

どれほど頻繁に歯を磨き、デンタルフロスを使い、殺菌作用のあるマウスウォッシュで口を無菌化しようとしても、細菌の数にはほとんど影響しません。大半の細菌は、こうした処置の中を生き延びて、増殖し、〃理想的な住

＊9　ストレプトコッカス・ミュータンス。連鎖球菌（レンサ球菌）の一種

▼ヒトの体にみられる細菌

記号：高＝ほぼ100％　中＝一般的　低＝まれ　－＝ゼロ　［＊］＝日和見感染菌

細菌名	皮膚	結膜	鼻	咽頭	口	下部消化管	前部尿道	膣
表皮ブドウ球菌	高	中	高	高	高	中	高	高
黄色ブドウ球菌［＊］	中	低	中	中	中	高	低	中
ストレプトコッカス・ミティス	－	－	－	中	高	低	中	中
ストレプトコッカス・サリバリウス	－	－	－	高	高	－	－	－
ミュータンス連鎖球菌［＊］	－	－	－	中	高	－	－	－
糞便性大腸菌［＊］	－	－	－	低	中	高	中	中
肺炎球菌［＊］	－	低	低	中	中	－	－	低
化膿連鎖球菌［＊］	低	低	－	中	中	低	－	低
ナイセリア属	－	中	中	高	中	－	中	中
髄膜炎菌［＊］	－	－	中	高	中	－	－	中
ベイロネラ属	－	－	－	－	中	低	－	－

ヒトの皮膚と粘膜は常に周りの環境と接しており、特定の微生物がすぐにコロニーをつくります。どの部位であれ、微生物の組み合わせと数は非常に複雑です。最も多いのが細菌で、上の表で分布状況を示しています。この表に掲載しているのはヒトの体にみられる細菌種全体の一部に過ぎず、細菌の総数や密度は示していません。

大腸菌

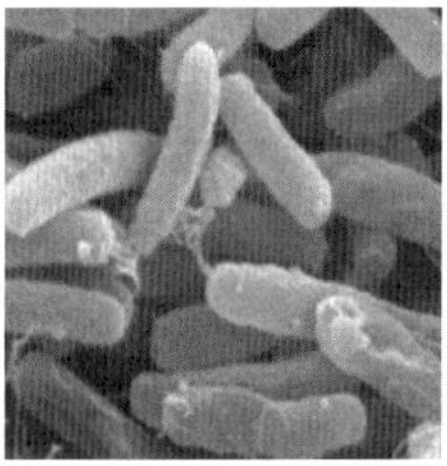

大腸菌[*]	—	低	低	低	中	高	中	中
プロテウス属	—	低	中	中	中	中	中	中
緑膿菌[*]	—	—	—	低	低	中	低	—
ヘモフィルス・インフルエンザ菌[*]	—	低	中	中	中	—	—	—
バクテロイデス属[*]	—	—	—	—	—	高	中	低
ビフィドバクテリウム・ビフィドゥム	—	—	—	—	—	高	—	—
乳酸桿菌	—	—	—	—	中	高	—	高
クロストリジウム属[*]	—	—	—	—	低	高	—	—
破傷風菌	—	—	—	—	—	低	—	—
コリネバクテリウム属	高	中	高	中	中	中	中	中
抗酸菌	中	—	低	低	—	中	中	—
放線菌	—	—	—	中	中	中	低	中
スピロヘータ	—	—	—	中	高	高	—	—
マイコプラズマ	—	—	—	中	中	中	低	中

ミュータンス連鎖球菌

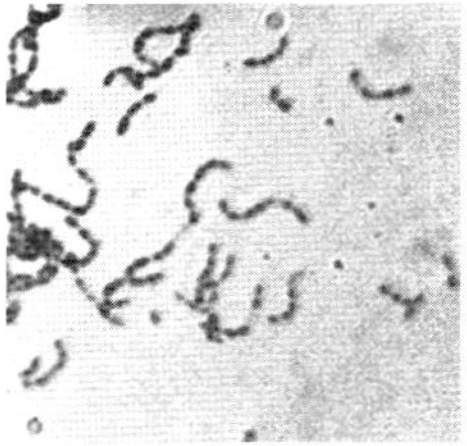

黄色ブドウ球菌

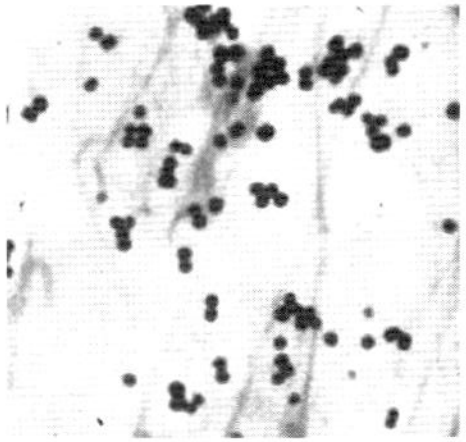

出典=Todar, K. Todar's Online Textbook of Bacteriology, University of Wisconsin-Madison Department of Bacteriology.

環境〟で再びコロニーをつくります。このような居住者と絶え間なく戦っているのが、唾液です。

もし唾液がなければ、どんなことをしても歯は腐食し、口は感染だらけになってしまうでしょう。唾液は食べ物を消化し、口腔内を健康に保つために不可欠です。唾液は、酵素、緩衝物質、抗体や栄養素が複雑に混ざり合っていて、病気を撃退し、歯や歯肉がきちんと働けるようにしているのです。

口腔内の酵素は、私たちが食べた食べ物の消化を行います。穀類、果実や野菜の主な栄養成分である炭水化物は、唾液の酵素によって、より小さな分子となり、小腸で単糖類に分解されます。口腔内細菌も炭水化物や糖類をエサにしており、健康を害する恐れのある酸をつくり出します。唾液は化学的な緩衝作用によって酸を希釈し、中和します。そのためpHは中性に近い状態で維持されます。

唾液には特殊な抗体や抗菌物質が含まれ、特定の病原体の増殖を制御しています。残念ながら、こうした物質はすべての細菌を始末してくれるわけではないので、口と唾液には健康に有害な影響を与えうる細菌が多数生息して

唾液

唾液の分泌量は1日に約1リットル。小さじ1杯の唾液に約25億個の細菌が含まれています。睡眠中は唾液がほとんど分泌されないため、口を開けて寝ているとドライマウスになります。

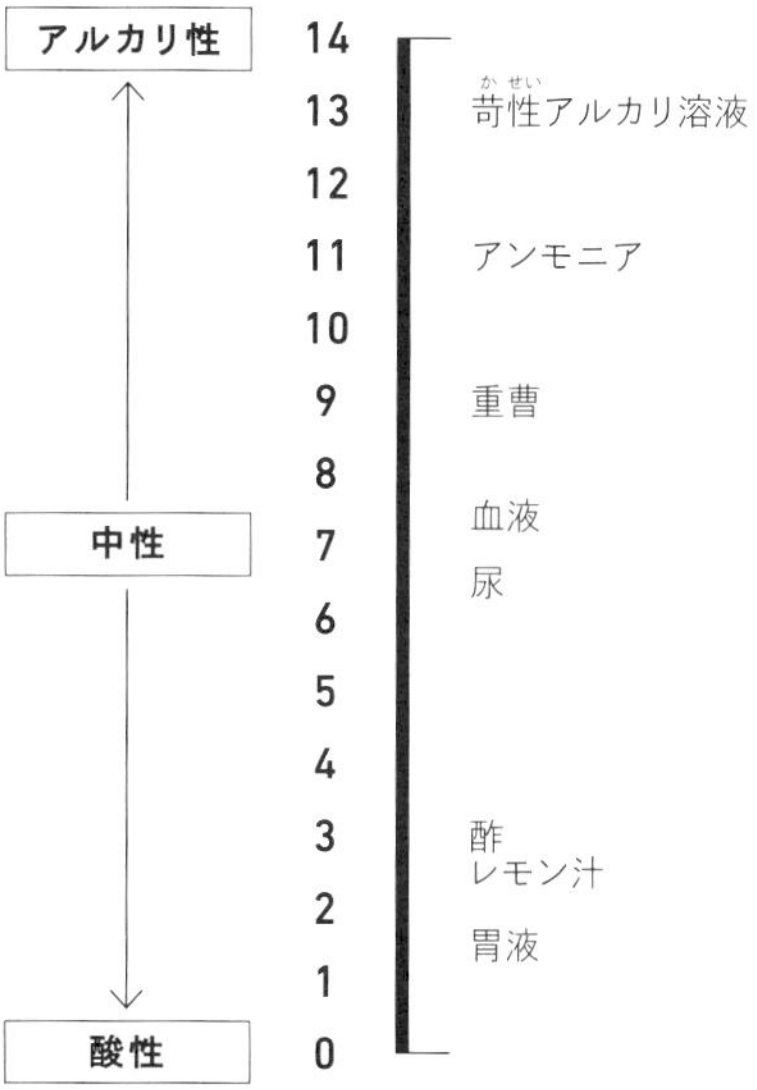

▶ pH（水素イオン指数）スケール

pHスケールは酸性度とアルカリ度を示します。0（酸性）から14（アルカリ性）の範囲で、中央の7.0が中性です。体内の液体のpHは、ほぼ一定に保たれています。例えば胃の消化液は強酸性のpH1.6で、有害な影響を及ぼしうる微生物を殺し、食べ物の消化を助けるためにはこのpHが必要です。血液は7.35～7.45の間でややアルカリ性。健康な人の唾液は6.0～7.4です。こうした値からはずれた場合、健康面で深刻な問題が起こる恐れがあります。

います。

唾液には、歯の主成分であるカルシウムとリンを中心に、ある種のミネラルイオンも高濃度で含まれています。歯のエナメル質の微小な病変は再石灰化され、唾液が歯を修復しています。

唾液は1日中分泌されていて、食事の後など、特定の時間には分泌量が増加します。夜の睡眠中は、唾液はほとんど分泌されず、日中、水分を十分摂取していないと口腔内は慢性的な脱水状態になります。その結果、虫歯にならないように歯を防御できるだけの唾液は、分泌されません。慢性的な脱水状態にある人や、唾液の分泌量が減少する疾患がある人は、虫歯がとても多く、歯周病にも非常にかかりやすくなっています。

もう1つの問題は、砂糖や精製された炭水化物の取りすぎです。砂糖によって酸生成細菌の生育が促されます。唾液中の緩衝作用を担う重炭酸イオンには、大半の伝統食から生み出される酸の量には対応する能力があります。したがって、私たちの先祖の虫歯の数は、私たちよりはるかに少なかったのです。

現在の大部分の食事には、高純度の糖や精製された炭水化物が非常に多く含まれており、唾液中の消化酵素で簡単に分解されます。炭水化物が多い食事による酸の生成量は、唾液が本来持っている調整力を超えてしまいます。高炭水化物食を食べている人の口腔では、ミュータンス連鎖球菌などの酸生成細菌が過剰になる傾向があります。

口腔内の一般的な問題

口臭

あなたは慢性的な口臭に悩んでいますか？　もしそうであるなら、原因は口腔内に生息している細菌です。舌表面の奥の部位で、細菌が増加すると口臭が発生することがあります。

統計では、約20％の人が口臭に悩んでいます。この口臭は食べ物によって起こる一時的な口臭とは違います。大抵は慢性で、口腔内に生息する細菌によって発生します。口臭は、口の健康状態と環境を反映しています。健康な肉体に健康な口であれば、不快な臭いはしないでしょう。

舌表面の奥の部位でコロニーをつくる細菌は、人によって異なります。口臭の原因は特定の細菌種ですが、息が爽やかな人にはこのような細菌はまったくいません。

　口臭自体は重篤な状態とは考えられていませんが、不快で、社会生活の妨げになることがあります。また虫歯や歯周病の兆候である場合もあります。

　歯科医師は歯ブラシで歯を磨くだけでなく、歯肉や舌から有害な細菌をこすり落とすよう勧めています。また殺菌作用のあるマウスウォッシュも推奨されていますが、細菌はすぐ元の状態に戻ってしまうので、こうした方法は一時的な効果しかありません。

う蝕（虫歯）

う蝕《しょく》、つまり一般的に虫歯と呼ばれている状態は、歯が溶け出した結果です。治療をしないと、う窩《か》［*10］はどんどん大きくなり、痛みが出て、最終的に歯は死んでしまいます。虫歯は世界で最も一般的な慢性疾患の1つです。全世界で学童の推定90％が、程度に差こそあれ虫歯になっています。

　虫歯はまず糖類（ショ糖、果糖、ブドウ糖）をエサとする酸生成細菌の働きに

▼口腔内細菌

ヒトの口腔内には、地球上の人口を上回る数の細菌がいます。平均的なトイレの便座とヒトの口腔内の細菌数（2.5㎠あたり）を比較すると、トイレの便座のほうが少ないのです。また、ヒトの口腔内には、一般的な靴の底よりもたくさんの細菌がいます。

*10　う蝕が進行して歯にできる穴

よって始まります。唾液内の消化酵素で糖類に分解される炭水化物や、糖分が多い食べ物がこうした細菌のエサになり、その結果、口腔内の酸性度が高まります。

大半の虫歯は、歯の表面を覆う硬いエナメル質から始まり、徐々に下にある柔らかい象牙質に進行していきます。エナメル質が最も虫歯になりやすいのは、単純に細菌や酸と接触することが多いためです。歯はややアルカリ性の環境を好み、pHの変化の影響を大きく受けます。また、歯は骨格の延長線上にあって、再石灰化と脱灰［*11］を繰り返している生きた組織です。酸性度が非常に低いか、ややアルカリ性の環境下では、再石灰化が脱灰より早く進み、歯は密度が高まり、強くなります。歯の表面のpHが5・5（やや酸性）以下に下がると、エナメル質の脱灰の速度が再石灰化のペースを上回り、その結果、エナメル質の密度は低下します。エナメル質に脱灰が起こると、細菌が歯に浸潤し、虫歯ができます。

歯肉が健康であれば、歯根は表面が酸生成細菌と接触していないため、虫歯になる可能性はあまりありません。歯根を覆う薄くて硬い層、セメント質

*11 歯の成分が溶け出すこと

data_03

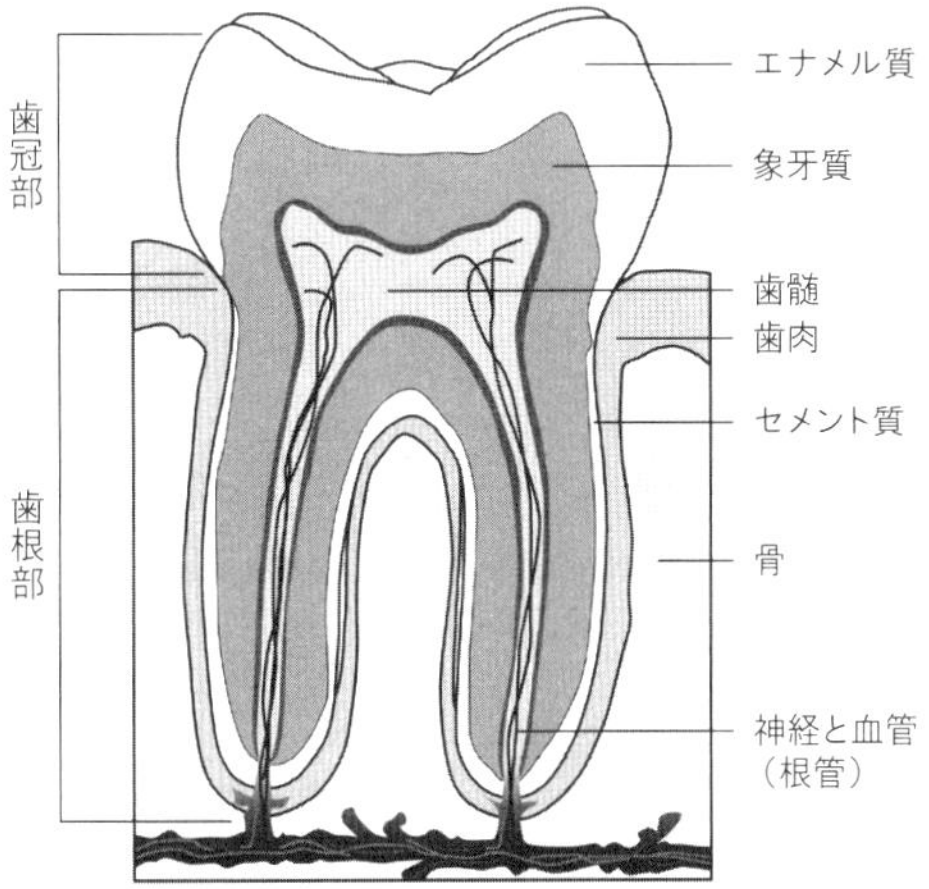

▶ 健康な歯

歯の表面は、非常に硬いエナメル質と呼ばれる成分で覆われており、これは身体組織の中で最も硬い組織です。歯肉の下の歯根部はエナメル質で覆われていませんが、セメント質と呼ばれる薄く硬い層で覆われています。

エナメル質とセメント質の下には象牙質があり、エナメル質やセメント質ほど硬くなく、成分は骨と似ています。歯の大部分は、この象牙質で構成されています。「dentist（歯科医）」や「dentistry（歯科）」という言葉は、dentin（象牙質）からきています。歯の中央にある部分が歯髄で、神経と血管が通っています。

は歯肉が歯から剥離すると露出し、エナメル質より脱灰しやすくなります。pHがやや酸性の6・7になるだけで脱灰は始まります。歯肉が後退すると、歯根は虫歯になりやすくなります。

もし虫歯がエナメル質までしか進行していなければ、痛みはないでしょう。象牙質まで進むと、歯根は熱さ、冷たさや甘い食べ物に敏感になることがあります。歯髄まで達すると、痛みが継続的に出て、ズキズキしてきます。そのまま放置すると膿瘍《のうよう》が形成されて、歯は死んでしまいます。この段階になると、歯科医師は根管治療［＊12］をするか、抜歯をします。

歯垢

歯垢は剥離した粘膜、食べかす、細菌や他の微生物、そしてその代謝産物が集まった粘着性のクリーム色か黄色の堆積物で、歯の表面に付着しています。歯石とは違い歯垢は柔らかくて、歯ブラシやデンタルフロスで歯から簡単に取り除けます。歯垢が堆積すると、歯周病（歯周疾患）や虫歯につながる可能性があります。

＊12　重度の虫歯になった場合でも、抜歯せずに、歯髄が入っている根管を治療することで歯を残す方法。第4章P125参照

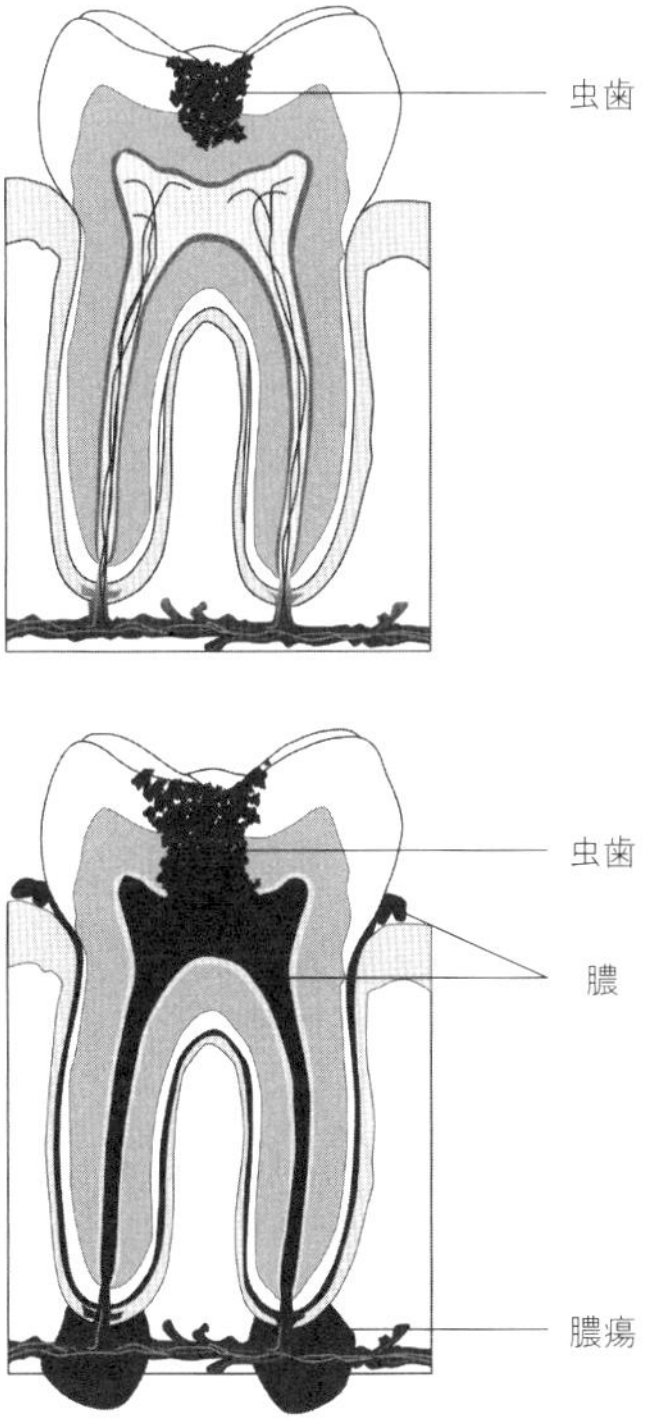

▶ 虫歯の進行

虫歯はエナメル質、象牙質、そして歯髄へと進行していきます。
細菌が一度、歯髄に入り込むと、膿瘍ができることがあります。

歯垢は食後20分経つと歯の上で形成され始めます。歯ブラシが届きにくい歯の間や裏側に堆積する傾向があります。

歯石

歯石は歯の上につくられるミネラルの沈着物で、基本的には歯垢が時間の経過に伴って石灰化したものです。歯にしっかりと張り付いていて、歯ブラシやデンタルフロスでは取れず、除去するには特殊な歯科用器具が必要です。

歯石は歯と歯肉の境目、歯肉縁の上や下にできて、歯垢を形成する細菌が歯石に付着すると、歯肉が刺激されて炎症を起こし、歯周病になる可能性があります。

歯肉炎

歯肉炎は歯肉の炎症であり、歯周病の第1段階です。一般的な特徴は歯肉が赤く腫れて、歯ブラシやデンタルフロスを使うと出血します。歯垢内の細菌と毒素が歯肉を刺激することで歯肉炎が起こります。

多くの人が歯肉炎にかかっており、世界全体では、成人するまでに70〜90%の子供がかかっています。通常、痛みはなく、専門家でなければ見てもわかりにくいため、大半の人は歯肉炎にかかっていることに気づいていません。治療しないと歯周病に進む可能性があります。

data_05

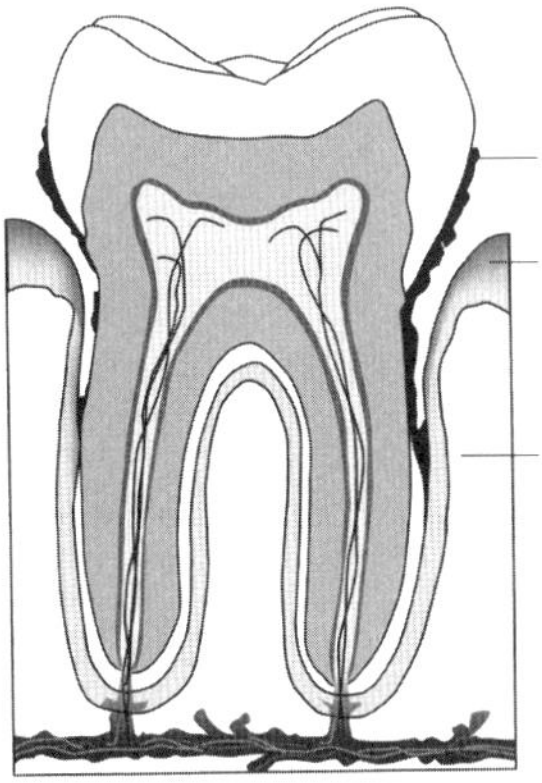

▶ 歯周病

歯周病の一般的な特徴は、歯肉の炎症と後退、歯垢、歯磨きの際の出血です。慢性的な歯肉の炎症は、骨の退縮につながる恐れがあります。

歯周炎

歯周炎は歯槽膿漏《しそうのうろう》とも言われ、慢性的な歯肉炎によって起こり、歯肉炎が進んだ段階です。歯肉が細菌とその代謝産物である毒素に感染し、腫れて柔らかくなります。

感染した歯肉は歯から剥離して、歯周ポケットが形成されます。細菌と歯垢が歯肉縁の下で広がり、歯を支えている骨、歯肉などが破壊され始めます。治療しないと歯が徐々にぐらつくようになり、抜歯しなければならなくなります。

歯肉炎を含む歯周病の兆候は、歯肉が赤くなって腫れる、歯肉が柔らかくなって出血する、歯肉縁が下がる、歯がぐらぐらする、噛んだときに痛みがある、知覚過敏になる、口臭が簡単に消えない、などです。虫歯があると大抵、歯周病にもかかっています。米国やカナダ、英国でも、30歳以上の成人の約半分は歯周病にかかっていると考えられています。

歯周膿瘍

膿瘍とは、組織の間隙に形成される膿の塊です。典型的な歯周膿瘍の原因は死んだ歯髄組織で、大抵、治療していない虫歯、欠けた歯、広範囲の歯周病によって起こります。根管治療がうまくいかない場合にも膿瘍が形成されることがあります。

膿瘍には急性と慢性があり、形成される速さや、体がどれほど効果的に防御できるかという点で違いがあります。急性膿瘍の特徴は痛み、腫れと熱で、慢性膿瘍は痛みがない場合もあります。膿瘍が顎骨の中で進行していても気がつかないこともあります。

膿瘍を治療しないと感染が拡大し、周辺組織に広がって顎の骨髄まで達する可能性もあります。重度の感染によって大量の細菌が血流に入り込み、敗血症を起こすこともあります。

歯周病と虫歯

乳幼児の5％は9カ月までに虫歯ができて、この割合は12カ月で15％、4歳になると17％に上昇します。12歳以上の子供の40％は中程度の歯周病にかかっています。歯肉炎や慢性歯周炎などの症状は世界的にみられ、人類に最も蔓延している疾患の一つです。英国の医学誌『Lancet』の調査によると、世界人口の最大90％が歯周病にかかっています。米国疾病予防管理センター（CDC）によると、虫歯のある人の割合は90％で、中高年の20人に1人、65歳以上の3人に1人は自分の健康な歯をすべて失っています。

challenge

歯周病をチェックしよう

あなたは歯周病にかかっていますか？　自分が歯周病であることに気づいていない人はたくさんいます。痛み、明らかな腫れや虫歯がないからといって、歯周病にかかっていないとは言えません。以下の質問にできるだけ正直に答えて、自分の危険度を調べてみましょう。選んだ[　]内の点数を合計して、一番下の結果と比べてみてください。

QUESTION	ANSWER	POINT
年齢は？	40歳未満［5］｜40-65歳［10］｜65歳以上［15］	
煙草を吸いますか？	いいえ［5］｜はい［15］	
過去2年間に歯医者さんに行きましたか？	いいえ［10］｜はい［5］	
デンタルフロスを使う頻度は？	毎日［5］｜週1回［10］｜ほとんど使わない［15］	
次のような健康状態にありますか？（心臓病、骨粗鬆症、骨減少症、ストレスが大きい、糖尿病）	いいえ［5］｜はい［25］	
常に口臭がある、または絶えず金属の味がしますか？	いいえ［5］｜はい［15］	
詰め物がしてある歯は何本ありますか？	なし［5］｜1-3本［10］｜4本以上［15］	
歯磨きをすると歯肉から出血しますか？	いいえ［5］｜はい［55］	
ぐらぐらしている歯はありますか？	いいえ［5］｜はい［55］	
歯肉が下がっているか、歯が長くなった感じがしますか？	いいえ［5］｜はい［55］	
永久歯を抜歯しましたか？	いいえ［5］｜はい［55］	
根管治療をした歯はありますか？	いいえ［5］｜はい［55］	
		合計

歯周病の危険度　低い：75以下｜中程度：80～105｜高い：110以上

75以下であれば歯周病にかかっている危険度は低く、80～105であれば危険度は中程度か、軽度の歯周病にかかっている可能性があります。110以上の場合は歯周病にかかっている危険度が高く、合計値が高いほど、症状は重篤でしょう。合計値が高くても、適切な歯の手入れを行い、オイルプリングを定期的に実践すれば、危険度を大きく引き下げることができます。

chapter

3

病気は口から始まる

信じられないかもしれませんが、ごく少数の例外を除き、病気は口から始まります。慢性の疾患を含め、人類を苦しめている大半の病気のことです。口と鼻は体の入り口で、私たちの生存にとって最も重要な空気と栄養の2つは、口と鼻から取り込んでいます。また病気の原因となる毒素や細菌の入り口でもあります。

酸素がなければ数分しか生きていられません。吸い込む空気の質は、健康にさまざまな影響を及ぼすことがあります。汚染された空気、毒ガス、煙草の煙、アレルギーを起こす花粉や細菌は、すべて健康に影響を与えます。

同様に、私たちが口に入れる食べ物も、健康に大きくかかわっています。食べ物が体に栄養を与えるからです。食べ物の摂取量が少ない、あるいは食習慣が悪いと、栄養障害（栄養不良）を起こす恐れがあり、病気にかかるリスクが高まります。栄養価の高さにかかわらず、食べ物の取り過ぎは、肥満やその他の多くの問題につながる可能性があります。

水分の摂取量が不十分だったり、コーヒー、お酒や炭酸飲料を飲み過ぎたりすると、急性／慢性の脱水状態になることがあります。食品内の天然毒素、化学添加物、残留農薬、環境有害物質など、すべて口から体に入る可能性があります。食習慣が悪いと免疫力が低下し、さまざまな健康障害に陥りやすくなり、がんや感染症になる恐れもあります。

口から入り込んだ細菌やウイルスも、健康に害を及ぼす可能性があります。善玉菌も血流に入り込めば、致命的になることがあります。微生物は傷口や炎症組織から血流に入り込むことができるように、口からも血流に簡単に入ることができます。血流に入った微生物は、血液内で害を与えます。全身性や局所的な感染、慢性的な炎症を起こし、これによって自己免疫反応が起こり、関節炎から心臓病に至るさまざまな健康障害が生じる恐れがあります。

このように、あらゆる病気は口から始まります。本章では、口の健康が全身の健康に、どのように影響を与える可能性があるかについて、述べていきます。

歯科医学における病巣感染論

賢い農夫は、動物を買うときには口の中を必ず調べます。動物の口腔内の状態が、体全体の状態を反映していると知っているからです。そのような賢い農夫であれば、歯が抜けていたり、歯肉が腫れていたりする動物に高値は払いません。口腔内の問題は、おそらくそれ以外にも健康障害があることを示しています。

人の場合も同じです。この事実は何百年も前から知られており、歯科医学における病巣感染論の基礎になっています。この理論は、口腔内の感染が全身の健康状態に影響を及ぼす可能性があることを指摘する理論です。病巣感染論に基づき、旧来の歯科医師は、病気が他の体の部分に広がるのを防ごうと願いつつ、病変した歯をすべて抜く傾向がありました。

歯と全身の健康との関係は、少なくとも2700年前にはわかっていました。ギリシャの医師で、西洋医学の父と考えられているヒポクラテスは、感染した歯を抜き、関節炎を治したと報告しています。20世紀以前は、病巣感染論に疑う余地はなく、事実と見なされていました。動物を扱っていた人たちは、歯の健康状態が全身の健康に影響することをよく知っていました。人の場合も、患者の感染した歯を抜くと、他のさまざまな健康障害が回復することがしばしば報告されていました。

では、虫歯や腫れた歯肉は、体の他の部分にどのように影響するのでしょうか。また、感染した歯がなぜ関節炎や肺炎、心臓麻痺、脳卒中などを引き起こすのでしょう。どのような人にリスクがあるのでしょうか?

もし犬に噛まれるという災難に遭い、皮膚が傷つくほど強く噛まれてしまったら、まず傷口の処置として何をするか、考えてみましょう。最初に、石鹸と水で洗って、傷口を消毒し、感染を引き起こす可能性のある細菌を殺菌します。実際、どのような種類の傷であれ、洗い流すよう私たちは教えられてきたはずです。犬の口腔内にいる細菌が、重度の感染を起こし、それが全身に広がって深刻な悪影響を与える恐れがあるからです。

第2章で述べたように、人の口腔内には犬の口よりたくさんの細菌がいます。細菌は口腔内の損傷、あるいは口腔粘膜の開口部から、血流に入り、感染を起こす可能性があります。細菌を遮断するために、洗い流して絆創膏を貼っておくことができる腕の傷とは違い、口は細菌、ウイルス、真菌などで溢れている唾液に絶えず晒されています。まるで腕の傷を下水に浸けた汚い布でくるんでいるようなものです。したがって、口腔内の損傷から感染するリスクは高いのです。

進行した歯周病などがある場合、微生物の侵入者を血流に入り込ませてしまう危険性が高く、口腔内にある切り傷や潰瘍も同様です。大抵の人は歯肉炎にかかっていると、毎日歯を磨くだけで歯肉から出血します。つまり、細菌に血流への入り口を提供することになります。

デンタルフロスでも出血することがあります。歯が清潔で、明らかな歯科疾患にかかっていなくても、リスクはあります。歯肉の組織には血管が密集していて、炎症時には透過性が非常に高まります。それによって、開いている傷口の有無にかかわらず、細菌は炎症を起こしている歯肉の組織から血流に入り込みます。

重度の歯周炎になると、口腔内の表面全体が炎症で覆われることがあり、これは前腕の大きさとほぼ同じです。前腕と同じ大きさの開いた傷口が1日24時間、常にさまざまな汚れや細菌に晒されている状態を想像してみてください。皮膚のとても小さな傷でも、感染しないよう洗って消毒します。しかし、口の中では大きく開いた損傷が病原菌に浸っているのです。常識的に、何かが起こるに違いないと言えますし、実際に起こります。細菌が絶えず血流に入り込み、あらゆる惨事を引き起こします。

細菌は一度血流に入ると、心臓、肺、肝臓を含めどこにでも辿りつき、全身に広がることもあります。歯や舌の上に生息するのを好む細菌がいるように、血流に入った細菌は特定の組織に集合し、コロニーをつくることがよくあります。その結果、口腔内細菌が関節炎（関節）や心内膜炎（心臓）などの局部的症状、あるいは糖尿病などの全身疾患につながる可能性があります。

微生物学では「本来の環境外にいる、いかなる微生物も病原体と考えるべき」という一般原則があります。つまり、口腔内に生息している細菌は、口腔内にいる限り問題はありませんが、生息域ではない血流に入り込むと、重度の感染を引き起こす危険があります。いかなる微生物も、口腔内や消化管ではどれほど良性であっても、血流に入り込めば恐ろしい病原体になる恐れがあるのです。

口腔内細菌は、新種が現在も発見されています。発見されたものの大半について私たちはほとんど何も知らず、まして、それが血流に入った場合、体にどのような影響を及ぼすのか、わかっていません。したがって、感染とは無関係に思われる症状も含め、口腔内細菌はほぼあらゆる健康障害の要因になる可能性があります。

ウェストン・A・プライス博士らの研究

19世紀終盤と20世紀初頭に、病巣感染論について説明・実証する研究が医学誌にいくつか発表されました。1923年には、ウェストン・A・プライス博士（歯科医師）が合計1174ページに及ぶ上下2巻の本を編集、そこで病巣感染論を詳細に説明しました。本の題名は『Dental Infections, Oral and Systemic, Vol. I（歯性感染症、口腔と全身、第1巻）』と『Dental Infections and the Degenerative Disease, Vol. II（歯性感染症と変性疾患、第2巻）』で、プライス博士とそのチームが25年間の研究を集めたものです。

プライス博士は当時、最も尊敬されていた歯科医学研究者の1人で、米国歯科医師会研究部門の会長でした。彼の研究チームは国内有数の科学者60名で構成され、北米外科学会議議長でメイヨー・クリニック創設者のチャールズ・H・メイヨー医師、ミシガン大学医学部長兼米国医師会会長のビクター・C・ボーガン医師、シカゴ大学医学部長のフランク・ビリングス医学博士、ハーバード大学医学部予防医学科・公衆衛生学教授ミルトン・J・ローズナウ医師ら、著名な学者が含まれていました。

1900年代初めになると、歯科医学の臨床と理論は近代化され、歯科医師は歯牙充填［＊13］や根管治療を長期にわたって成功させていました。根管治療は虫歯が非常に進み、歯を残せない場合に行われます。抜歯して人工歯を入れる代わりに、失活した歯を残すことができます。歯の中央にある柔らかい歯髄を除去し、根管内を消毒して、ゴムに似た硬い素材でう窩を充填します。そして歯を塞ぎ、被せ物をします。この手順で感染によって腐ってしまった部分をすべて取り除くことができると想定されています。

しかし、プライス博士は多くの患者を診ていくなかで、根管治療を受けた歯は感染したままになっているのではないかと疑問を抱きました。ある女性

＊13 う窩に金属や合成樹脂などの詰め物を行うこと

患者は重い関節炎を患い、関節が腫れて変形して歩くことができず、6年間、車椅子を使わざるを得ませんでした。その女性は過去に根管治療を受けていました。当時の歯科医師は、問題のある歯を抜けば、関節炎や他の疾患がしばしば治癒することを知っていました。X線写真では、根管治療を受けたその女性の歯は、感染の兆候や症状はまったくありませんでしたが、抜歯されました。

その歯は洗浄後、ウサギの皮膚の下に外科的な措置で埋め込まれました。2日経たないうちにウサギは、その女性患者と同種の深刻な関節炎を発症し、10日後には死んでしまいました。その歯がなくなった患者は、奇跡的な回復を遂げ、支えなしで歩けるようになり、好きだった細かい針仕事も再びできるようになりました。

プライス博士は治療不能な慢性的な健康障害を抱える他の患者に、充填した歯を抜歯するよう勧めました。プライス博士は、そのような患者の抜歯された歯をウサギに埋め込む研究を続けました。また、歯根内部の細菌の培養物をウサギに注射する研究も行いました。ほぼすべてのケースでウサギは、患者と同じか、似た疾患を発症しました。

患者が腎臓病であればウサギも腎臓病を発症し、目の疾患があればウサギの目にも影響が出ました。心臓病、リウマチ、胃潰瘍、膀胱炎、卵巣疾患、静脈炎、骨髄炎など何の疾患であれ、ウサギはすぐ同じような疾患になりました。こうした疾患によって、大半のウサギは2週間以内に死亡しました。

埋め込まれた歯や異物がすべて疾患につながるわけではないことを証明するため、無菌の歯、殺菌した硬貨などでも実験が行われました。これらをウサギの皮膚に埋め込んでも炎症はまったく起こらず、ウサギは健康なままでした。

プライス博士は、このような実験を何百も行いました。ある患者は、埋伏《まいふく》智歯《ちし》[＊14]の周囲に大きな嚢胞《のうほう》がありました。患者は大腸炎にもかかっていたため、30分ごとに便通がありました。この嚢胞の中身を植えつけたウサギはすべて下痢になり、重度の痙攣性大腸炎になったウサギも何匹かいました。

プライス博士の実験では、ウサギは患者と同じ種類の問題に加えて、他の症状も数多く起こることが一般的でした。例えば、関節炎を患っている患者

「政府の統計では、変性疾患を老齢期の疾患としばしば説明している。非常に多くの人が30歳以降になると〝高齢〟を理由に徐々に亡くなっていくのは痛ましい」
――ウェストン・A・プライス歯科医師

＊14　一般的に親知らずと呼ばれる歯のうち、生えていないもの

から抜歯した歯の培養物をつくり、その細菌を4匹のウサギに植えつけたところ、4匹すべてが急性リウマチになりましたが、さらにこのうち2匹は肝臓障害、1匹は胆嚢《たんのう》病変、1匹は腸の障害、そして2匹は脳障害が起こりました。

また、筋炎、神経炎、慢性的な腰痛を抱える患者から抜歯した歯の菌を、ウサギ3匹に植え付けると、いずれもリウマチと肝臓障害を発症しました。3匹のうち2匹は、心臓障害、腸と腎臓障害も起こりました。さらに肺と胆嚢の疾患を発症したウサギも1匹ずついました。

細菌は健康を害する可能性がありますが、細菌が排出する毒素も同様に、あるいはそれ以上に有害となり得ます。プライス博士は、前述とは異なる実験で、15分ごとに便通がある重度の大腸炎を患う患者の歯から培養した細菌をウサギに植え付けたところ、そのウサギは下痢だけでなく胃、胆嚢と肝臓に障害が起きました。次に、その細菌を濾過し、細菌が生み出す毒素だけを取り出し、これをウサギに植え付けると、ウサギの44%が腸の障害、67%が肝機能障害、33%が心臓障害を起こしました。

細菌だけが疾患の原因ではありません。プライス博士が記録した女性の事例では、臼歯の感染によって首の後ろに大きな膿瘍がありました。抜歯後も膿瘍は消えず、治療の効果は何週間も出ませんでした。膿を取り出して調べたところ、原虫が多数存在し、炎症を起こしていることが明らかになりました。原虫を処置すると炎症は治まりました。プライス博士は、原虫が歯周のポケット（歯と歯肉の境目の溝）に生息していることを発見しました。また、原虫が顎骨まで到達していた事例もありました。

またプライス博士は、口腔内細菌は体の他の部分に広がる可能性があるだけでなく、患者の血液にも影響することを発見しました。プライス博士の発見によると、口腔内の細菌が血流に入ることで、1つ目に、特定の白血球の数が減少した一方、それ以外の白血球は増加し、さらに成熟した赤血球の数も若干変化しました。出血しやすい血友病患者では、特に問題です。

2つ目に、慢性的な感染が動脈壁内に炎症を起こし、血圧を上昇させ、血糖値のレベルを上昇させました。3つ目に、体内のアルカリ性物質の蓄積量が低下し、体は酸血症（アシドーシス）に傾きました。4つ目に、尿酸値と体内窒素量が増加するほか、血中のカルシウムイオンのレベルが変動し、正常値から上昇あるいは低下しました。

こうした血液の変化によって、さまざまな疾患が起きるか、重症化しました。心臓病、片頭痛、糖尿病、骨粗鬆症、ホルモンバランスの乱れなど、感染とは関係のないような症状でも、口腔内の健康の影響を受けている可能性があることがわかります。

プライス博士以外にも、このような研究をしていた人がいます。1900～1930年の30年間に他の多くの研究者が同じような研究を行い、非常によく似た成果を上げました。

世界的に有名なメイヨー・クリニックの創設者、チャールズ・H・メイヨー医師は、外科と歯科の患者を長年観察した結果、病巣感染に関心を持ちました。エドワード・C・ローズナウ医師がメイヨー・クリニックの研究者チームの主任に指名され、病巣感染の研究に取り組みました。ローズナウ医師は、このテーマで20年間に200本を超える学術論文を執筆しました。

ローズナウ医師は几帳面な細菌学者で、細菌を培養する際は細心の注意を

「がんの転移と同様、歯と扁桃腺の微生物は、他の器官に転移し、そこは似たような状況になる」
――エドワード・C・ローズナウ医師

払っていました。培養物を使ったその後の実験では、歯と歯肉から取り出した微生物によって実証された、優先的局在と変性という2つの重要な現象が報告されています。

優先的局在とは、特定の細菌が、体の特定の場所を選択的に好むことです。例えば、感染した肝臓から取り出した細菌を他の動物に注射すると、その動物の肝臓を優先的に感染させます。こうした結果は、プライス博士が得た結果とぴったり一致しました。

変性は、特定の細菌、なかでも連鎖球菌が変形する可能性を実証しました。細菌が生育する培養液の酸素、糖分、温度などの状態を変えると、細菌は新たな環境に適応します。その過程で細菌は小型化し、さらに悪性になり、毒性は強まります。酸素が必要な好気性細菌は環境に適応して嫌気性細菌[＊15]に変わり、破壊力が著しく高まる恐れがあります。

口腔内に一般的に生息する連鎖球菌は、どのような環境にも適応する高い能力を有しています。この特性は1940年代に抗生物質の利用が始まった直後に発見されました。連鎖球菌は突然変異し、薬品に免疫を持つように

＊15 増殖に酸素を必要としない細菌

なりました。現在では、抗生物質耐性菌は「スーパー耐性菌」と呼ばれることがありますが、これは1つ以上の抗生物質に免疫があるからです。連鎖球菌は最終的に歯根に入り込んだり、心臓や関節に移動したりすると、重度の感染を起こしかねない、一段と危険な形態に変化することがあります。

1940年、シンシナティ大学の生理学教授、マーティン・H・フィッシャー医師は『Death and Dentistry（死と歯科）』という本を出版しました。この中で博士は、病巣感染に関する40年間の研究結果の概要を述べており、腎臓病、胆嚢疾患、肺炎、気管支炎、喘息、胸膜炎、甲状腺中毒症、甲状腺機能低下、目の感染、帯状疱疹、多発性硬化症、老衰、咽頭炎、胃炎、虫垂炎、大腸炎、皮膚炎、片頭痛、高血圧などの広範な疾患・症状との関連性を報告しています。

しかし、残念ながらこの本は、プライス博士がこれより17年前に出版した前述の2冊と同様、内容に値するだけの注目は集めませんでした。病巣感染論を裏付ける証拠があったとはいえ、依然、理論に過ぎませんでした。多くの医師は納得せず、さらなる研究や証拠の提出を求めました。

1940年代初頭にペニシリン、続いて他の抗生物質の利用もまもなく始まり、大量生産されるようになると、感染症は過去のものと考えられるようになりました。感染は感染源にかかわらず抗生物質で治療できます。さらに一段と改良された新しい歯科技術によって、歯の修復が可能になり、抜歯されることはなくなりました。推測に留まる口腔内の感染病巣を取り除くことは認められなくなり、その結果、病巣感染論は勢いを失ったようでした。歯を残すことができ、感染は抗生物質で簡単に治療できます。病巣感染論は、時間の経過とともに徐々に忘れられていきました。

病巣感染論の復活

病巣感染論は何十年もの間、歯科医師や医師に無視されてきました。しかし、その存在は消えませんでした。口腔内の健康と全身性疾患の関係性が、あまりにも頻繁に現れたからです。初期の病巣感染論にかかわっていない若い研究者によって、再発見されました。さまざまな急性／慢性疾患と口腔内の健康を関係づける多数の研究が、医学誌や歯学誌に登場するようになりました。21世紀に入る頃に、病巣感染論は劇的な復活を遂げました。現在は世界的に認められているものの、残念ながら大半の医師からはいまだ正当な評価は受けていません。

病巣感染論は現在、論文で十分裏付けられているため、単なる理論ではない、事実と考えられています。今日では心臓に障害を抱えている人、人工関節を使っている人たちは、特にこの種の感染になりやすいと考えられており、まず抗生物質で治療しなければ歯科的な処置は行えません。

ここ数年の研究によって、口腔内細菌と非常に多くの健康障害が関連づけられてきました。最も明らかな顎骨、鼻、目、頭や首の感染以外に、心臓病、アテローム性動脈硬化症、関節炎、肺感染、骨粗鬆症、糖尿病などが文書で報告されています。米国保健福祉省は2000年に、口腔衛生に関する詳細な報告書を発表しました。この報告書では、口腔衛生と全身性疾患の関係について明確な説明がなされています。

病巣感染論は、もっと注目されてもよいでしょう。その理由の1つは、医師は抗生物質が二次感染の簡単な解決策と考えていることです。もう1つの理由は、大半の医師は病巣感染が全身の健康に関与するという程度しか認識していないことです。大抵の人は病巣感染、そして口腔内細菌が心筋梗塞や脳卒中などの原因になりうることをまったく知らないでしょう。本書を読まれている方も、初めて聞いたときには疑問を持ったかもしれません。

以降の項では、口腔衛生と、さまざまな健康障害の関係性の実証について

口腔衛生と全身性疾患

歯科治療が終わって1分も経たないうちに、感染部位の微生物は、心臓、肺や末梢毛細血管に達している可能性があります。

歯周病がある人はない人と比べ、心筋梗塞に襲われる可能性が3倍です。

歯周病がある人が冠動脈疾患にかかる可能性は、歯周病がない人の2倍です。

重度の歯周病の人が脳卒中を起こす可能性は、歯周病がない人の2倍です。

2型糖尿病の人が歯周病にかかる可能性は、糖尿病ではない人の3倍です。

取り上げます。

心血管系

病巣感染論のエビデンスとなる文書は、心臓や血管など、心血管系の疾患分野の研究で幅広く発表されています。病巣感染の過程は、感染性心内膜炎（心内膜または心臓弁の炎症）ではっきりわかります。最も古いものは１９６５年の『Journal of Periodontal Research』で、心臓病を抱えていて歯の治療（定期的な歯の清掃を含む）を受けた人の20％が、歯科医師を訪れてから数週間以内に、感染性心内膜炎を発症したと報告しています。

このように、感染によって心臓弁が破壊され、心臓に障害が起こることがあります。人工心臓弁を利用している人は、感染にかかりやすいため、歯の治療の前後に抗生物質を服用しなければなりません。

僧帽弁逸脱症、リウマチ性心疾患、先天性心疾患や心雑音がある場合も、歯の治療を受ける際には予防措置として抗生物質を投与されることがあります。口腔内細菌がすでに弱っている心臓を攻撃し、感染する可能性が知られているためです。

よくみられる心臓病の一つに、冠動脈疾患があります。この疾患は心筋梗塞を引き起こしますが、原因は、冠動脈内に粥状のプラーク（粥腫）が堆積するためです。長い間、この疾患は食事を含む生活習慣が主な原因と言われていました。生活習慣も間違いなく関与していますが、もう1つの重要な要因が口腔衛生です。

近年、病巣感染の研究が進んだ興味深い分野の1つが、心筋梗塞や脳卒中との関係です。多くの研究で、心臓病と細菌やウイルスによる慢性的な感染の関係が報告されています。１９７０年代に研究者は、動物実験で動物をヘルペスウイルスに感染させた際、動脈にアテローム性動脈硬化が発症することを突き止めました。１９８０年代には、ヒトがさまざまな細菌（ピロリ菌、クラミジア肺炎菌など）や特定のヘルペスウイルス（特にサイトメガロウイルスや単純ヘルペスウイルス1型）に感染した際にも同様の関係性がみられることが報告されました。

例えば、フィンランド・ヘルシンキ大学の研究者のある研究では、心筋梗塞の患者40人中7人、また心臓病を煩う男性30人中15人がクラミジア関連の抗体を有していることを発見しています。この抗体は、一般的に歯周病や肺感染症を起こすことでよく知られています。心臓病にかかっていない被験者で、この抗体があった人は41人中7人にすぎませんでした。

テキサス州ヒューストンのベイラー医科大学で行われた別の調査では、研究者はアテローム性動脈硬化症の手術を受けた患者の70%がサイトメガロウイルスの抗体を有していたのに対し、対照群は43%にすぎないことを発見しました。

1990年代初頭には、感染と心血管系疾患の関係性を支持する研究がさらに報告されるようになります。研究者は、細菌の断片をプラークの中で見つけました。動脈プラークの中に、微生物を最初に発見した1人が、ソルトレイクシティLDS病院とユタ大学のブレント・ミューレシュタイン心臓専門医とその同僚で、心臓病の患者90人の冠動脈から採取したプラークの79%からクラミジア肺炎菌を発見しました。一方、健常者で動脈壁にクラミジア肺炎菌を認めたのは4%未満でした。

細菌やウイルスが、心臓病の発症と関係している可能性があるということは、素晴らしい発見でした。さらに興味深いのは、心臓病に大きく寄与していると特定された細菌が、通常は血流には生息せず、口の中で見つかることでした。

口腔内の微生物コロニーがその発生源なのでしょうか？　これが研究者たちの次の疑問となりました。そして研究によって、口腔感染がある人は、心臓病や脳卒中になる割合が高い傾向にあることを発見しました。

その後のいくつかの研究では、一般的な集団と比べて、心臓病患者は虫歯の数が多く、歯周病にかかっている割合が高いことが明らかになりました。逆に、口腔衛生の状態が悪い人は、心臓病にかかる可能性が高くなります。

数年間をかけた追跡調査でも、同様の結果が出ました。一例として、ニューヨーク州立大学バッファロー校のロバート・J・ジェンコ歯科医師（歯学博士）は１３７２人を10年間調査し、歯周病がある人は心臓病に3倍かかりやすかったことを報告しています。

米国の国民栄養健康調査によると、歯肉に炎症がある人は心臓病にかかる危険性が25％高い結果となっています。この危険性は、現在歯周病にかかっている人に加え、過去にかかっていた人も高く、歯周病が完全に治療されていなかった可能性を示しています。また歯周病が重症であるほど、心臓病にかかる危険性が高くなることも、この調査で明らかになりました。

先進国の成人の少なくとも2人に1人は、口腔内常在菌であるピロリ菌、クラミジア肺炎菌かサイトメガロウイルスの抗体を有しています。抗体の存在自体は、感染症の発症や心臓病にかかっていることを示しているわけではありませんが、どこかの時点で感染が起こった証です。細菌による感染は、いつまでも続くことがあります。例えば、ヘルペスウイルスに一度感染すると、ウイルスは生涯残ります。免疫力が弱ければ、急に症状が出る可能性があります。

特定の連鎖球菌を含め、一般的な口腔内細菌の数種類が心臓病と関係しています。歯に付着し、歯垢を形成し、歯石を硬くする細菌も、血流に入ると動脈壁に影響を与えることがあります。

連鎖球菌は誰の口の中にもある程度生息しており、口腔衛生の状態によって量が違います。そして、動脈プラークや血栓の形成に関与している連鎖球菌もいます。特定の連鎖細菌によって血液が粘着性を持つようになり、血栓が形成される可能性が生じます。この連鎖球菌は血液凝固に関連するタンパク質を運びます。このタンパク質が強力な接着剤のような働きをして血液の粘度が高まり、血栓ができます。

血液の粘度が高まると、心臓が血管内に血液を通すときの負担が増えて、血圧が上昇します。血圧が上がると、動脈壁にさらに圧力が加わります。これによって動脈壁に小さな裂け目ができることがあり、こうした傷はコレステロール、血小板、タンパク質やカルシウムで塞がれます。

傷が炎症を起こし、高血圧や微生物のコロニー化によって、その炎症が慢性化すると、コレステロールやカルシウムなどが凝固を続け、動脈プラークが形成されます。カルシウムはプラークを硬化させるため、動脈プラークができることを「動脈硬化」と呼んでいます。動脈がプラークで狭くなっても、血液の供給は止まりません。最終的な打撃となるのは血栓の形成で、すでに狭まっている動脈を塞いでしまいます。

このような動脈プラークの分析から、口腔内細菌が心臓病の発症と関係しているというエビデンスが増えています。研究者はこうした細菌の残存を若者の17％、高齢者の80％で発見しました。これは高齢化によって動脈の感染が進むことを示しています。年齢は心臓病のリスク要因であるため、理にかなったデータであり、高齢になるほど心筋梗塞や脳卒中で死亡する可能性は高まります。さらに決定的な証拠として、研究者は生きた口腔内細菌も動脈プラーク内で発見し、動脈プラークの形成過程に関与していることを実証しました。これは、虫歯の生きた細菌が血管壁に生息するという証拠でもあります。

また、口腔内の歯周病原因菌の数と動脈閉塞の間に、相関関係があることも示されています。したがって、歯垢や歯周病が多いほど、動脈プラークはたくさんあるはずです。

口腔内のウイルスも心臓病に関与しています。単純ヘルペスウイルス1型がその1つであることが研究で明らかになっています。口唇ヘルペスとも呼ばれ、通常、口の周囲に発疹が現れます。口腔内では比較的無害ですが、一度血流に入ると〝怪物〟に変わる可能性があります［＊16］。

このように口腔内細菌が血流に入って全身に広がり、健康に影響を及ぼす可能性は、確固たる事実として証明されています。口腔内細菌が動脈や心臓に悪影響を与えるなら、体のすべての器官や組織にも影響を与えうることは容易に理解できることと思います。

関節炎

関節炎は、関節に炎症と痛みが生じる疾患です。関節が変形することが多く、55歳以上で身体障害になる最大の原因です。進行性の関節炎では、症状を緩和するために薬剤が使われます。重度の場合は関節置換術が必要になります。一般的に中年になると発症しますが、若い人でも発症する頻度は上がっています。

関節炎はいつの時代も人々を苦しめてきました。古代ギリシャやローマの文献にも記載されており、エジプトのミイラにも見られます。世界のさまざまな地域における古代以降のヒトの骨を調べたところ、関節炎があった時代

＊16　第3章P120の「ドクターG　監察医」のコラムを参照

には、歯科疾患もありました。例えば、古代エジプト人は関節炎、アテローム性動脈硬化症や歯周病など、私たちと同じ多くの病にかかっていました。また、磨り減った歯、虫歯や膿瘍の形跡もあり、一部の古代エジプト人の口腔衛生の状態が悪かったことを示しています。興味深いことに、口腔衛生の状態がよい集団では虫歯は滅多になく、関節炎、アテローム性動脈硬化症や他の疾患も非常に少ないか、まったくありませんでした。

歯科疾患と関節炎については、多くの報告があります。感染した歯を抜歯すると、関節炎の症状はまもなく消えます。この関係を紀元前7世紀に古代アッシリア人は認識していました。300年後にヒポクラテスもこの関係性を指摘しています。19世紀初めには、ペンシルバニア州の医師で、独立宣言に署名したベンジャミン・ラッシュ博士が患者から感染した歯を抜いた後、一部の患者の関節炎が治ったと報告しています。1800年代終盤、そして1900年代初めには、同じ現象を歯科医師が報告し、当時の医学誌に論文を発表しています。現在でも、患者は歯の治療を受けた後に関節炎が治ったと歯科医師に話すことがあります。

column

歯痛は死につながる？

虫歯や歯痛などは、一般的にはささいなことと考えられがちです。しかし、決してそんなことはありません。最終的には死に至る全身の感染症や疾患の根本原因にもなりえます。そう、単なる歯痛が死の原因になる可能性があるのです。

12歳のディアモンテ・ドライバーは、1本の歯に痛みがありましたが、気にしていませんでした。母親は5人の子供を抱えていて無職だったため、歯科医院にはすぐ行けませんでした。まもなく歯痛は消えましたが、痛みは頭に移動したようでした。頭痛に耐えられなくなった彼を、母親はサザンメリーランド病院の緊急治療室に連れて行きました。

頭痛の原因は脳膿瘍で、脳が細菌に感染していました。感染源は、彼が以前痛みを訴えていた歯でした。歯に膿瘍ができて細菌が広がり、脳が二次感染したのです。

虫歯や歯周病の原因になる一部の連鎖球菌は、神経組織に集まる傾向があります。こうした細菌は、感染した歯から神経を通って脳や脊髄に達し、そこで二次感染を起こすことがありますが、ディアモンテの場合もそうでした。

彼は手術を2回受けて、感染した歯を抜歯しました。その数週間後には快方に向かっているように見受けられ、脳感染と手術で動かなくなった右手と右足が再び使えるように、理学療法士や作業療法士とともにリハビリに取り組んでいました。

歯槽を完全に消毒し、抗生物質を服用していましたが、感染は一部残り、広がり続けました。2、3週間経たないうちに脳内が再感染しましたが、今回はすさまじい勢いでした。直ちに病院に行ったものの手遅れで、彼は亡くなりました。死因は脳膿瘍でしたが、真の原因は歯でした。

もう1つの事例は、57歳の男性です。歯痛で熱があり、右側の頬と首が腫れていて入院しました。この男性は糖尿病で、過剰な飲酒により肝硬変を患い、免疫系には過度な負担がかかっていました。抗生物質の治療を受けても症状は悪化し、歯の感染は徐々に肺(肺炎)、腎臓、肝臓へと広がっていきました。入院から35日後、この男性は多臓器不全で亡くなりました。抗生物質は効果がありませんでした。口腔内の感染は男性が亡くなるまで、全身の感染に細菌を供給し続けました。他の健康障害によって体が弱っていたとはいえ、ディアモンテと同様、まさに歯の感染が死因でした。

若くて健康な人にもリスクはあります。重度の健康障害を持たない19歳のある女性は、感染した歯を抜歯した直後に胸に痛みが出ました。歯の治療の前後に抗生物質を服用していましたが、感染した歯の細菌が心臓に広がり、抜歯から13日後に感染を原因とする心筋梗塞で亡くなりました。

このように、歯の感染による死亡は一般的ではないものの、私たちが考える以上に多く起こっています。大半の事例は報告されないか、認識されず、二次感染がすべて死因とされています。大抵の患者は栄養不良、免疫力の低下や元々の健康状態によって症状が悪化していました。もし歯の感染が死因になるのであれば、他の健康障害も確実に引き起こすでしょう。しっかり食べて、健康に気をつけている人でも、歯の健康状態の影響を受ける可能性があるのです。

しかし、大半の患者はこの話を歯科医師にすることはありません。それは関節炎が歯科と関係していると通常は見なされておらず、話す必要はないと考えているからです。関節炎は歯の治療から数週間後に治るため、多くの患者は関係があるとさえ思っていません。

慢性的な病巣感染と関節炎を関連付けた医学論文が発表されるようになったのは19世紀終盤～20世紀初頭でした。1920年代に発表された歴史的価値のあるウェストン・A・プライス博士の論文も、この関係性を支持しました。

近年では、多くの研究で口腔内細菌が関節炎の原因になることが実証されています。研究者のレンスとビアートセンは、プライス博士と同じような実験を行いました。プライス博士のように実験動物の皮下に感染した歯や細菌を植え込む代わりに、2人は動物の歯肉に抗原を注入しました。この方法のほうが、口腔内の感染が動物の健康にどのような影響を及ぼす可能性があるかを正確に表します。その結果、膝関節に炎症が起きました。

口腔内細菌は一度血流に入り込むと、体の最も弱い部分に集まり、感染を起こす傾向があります。特定の細菌は明らかに関節を好み、主に疾患や外傷によって、すでに弱っている関節で二次感染が起こります。人工関節や義肢で代替されている関節・手足も、細菌の最初の標的になります。そのため、人工関節や義肢を持つ患者には、歯科治療の前後において抗生物質が投与されます。

肺と気管支

歯をすべて抜くことはお勧めしませんが、肺にとってはよいことかもしれません。歯がまったくない人は、特定の肺感染が滅多に起こらないことが観察されているからです。複数の研究で、口腔衛生と肺炎や慢性閉塞性肺疾患（COPD）などの呼吸器疾患の関係が実証されています。慢性閉塞性肺疾患は、肺の機能が徐々に失われていく緩やかな進行性の呼吸器疾患の総称で、肺気腫、慢性気管支炎や喘息が含まれます。

口腔と肺が関係していることは、あまり驚くには値しないでしょう。口腔内に細菌がたくさんいれば、その一部が最終的に肺に達すると考えるのは、理にかなっています。

口腔内常在菌は、肺や気管で問題を引き起こすことが明らかになっています。口腔内でよく問題を起こす肺炎連鎖球菌は、細菌性肺炎の一般的な原因です。クラミジア肺炎菌やマイコプラズマ、ナイセリアも肺炎を起こす可能性がある細菌です。こうした細菌は、私たちの口腔内や気道によく生息していますが、常に問題を起こすわけではなく、通常は、体の免疫系によって撃退されています。

しかし、過剰なストレス、栄養不良や他の感染があって免疫系の抵抗力が落ちると、これらの細菌は制御できなくなります。抵抗力が弱まると細菌は肺に侵入し、肺胞に炎症を起こします。肺に水が溜まり、酸素が血流に供給されなくなります。これが肺炎になったときの状態です。肺炎はあらゆる年齢層がかかる疾患です。

喘息もやはり一般的な呼吸器疾患です。慢性疾患で肺に空気を運ぶ気道に影響を与えます。気管支が収縮し、炎症を起こし、たんが出て、呼吸が非常に困難になることがあります。理由は不明ですが、喘息は西洋人で増加しています。

　近年の研究をみると、最も重篤な喘息は感染によって起こっています。その感染源は、口です。主因はクラミジア肺炎菌とみられ、肺炎の一般的な原因菌です。喘息の場合、細菌は肺につながる気道に感染を起こします。細菌は粘膜に付着して刺激し、慢性的な弱い炎症が生じます。このことから、研究者は喘息を抗生物質で治療するよう提案しています。抗生物質を使った臨床試験では、効果が極めて高いことが明らかになっています。

「私は致命的な喘息で、死にそうになりました。しかし、いま、極めて重度の喘息でも治ることが証明されています」とジム・クインランは話しています。彼の喘息は重症で、眠れませんでした。

「毎晩が地獄でした。喘息は手にまったく負えない状態だったので、病院の緊急措置室に何日も泊まりました。ステロイド剤を投薬されたときだけ、一時的に落ち着くことができました。寝室には空気清浄機を置き、ベッドの横には加湿器、特殊な空気清浄機、チューブが何本も付いた噴霧状の薬品を出す呼吸器を置いていました。寝室はまるで病棟のようでした。これほど装置がたくさんあっても、夜は眠れず、咳があまりにも多かったので、窓を閉めていても、近隣の人は私が咳き込んでいるのが聞こえるほどでした」

ジムは薬剤師をしている友人から、喘息と細菌の関係に関する新しい研究の話を聞き、抗生物質で治療を行うことに前向きな医師を見つけました。最初は効果が出ず、何回か抗生物質を投与された後、半年経って、ようやく吸入器が不要になりました。完全に正常と思えるまでには、1年近くかかりました。

「いまは喘息が完全に治ったので、ビーチを散歩したり、フロリダの道や公園をハイキングしたり、活動的な生活を送っています。アパラチア山脈の道を何百キロもバックパックで旅行して、深さが腰まであるエバグレーズ湿地の泥や水の中を60㎞もコツコツと歩いて渡りました。ハイキングでは、吸入器や薬品は使っていません。もちろん喘息は出ていません」

ある調査によると、喘息の事例全体の60％は細菌に起因しています。この比率は、さらに高いかもしれません。こうした事例では、抗生物質が有効かもしれませんが、ジムの場合には時間がかかりました。感染源が歯であれば、抗生物質は他の感染の場合ほど必ずしも有効ではありません。細菌は、抗生物質が簡単には入り込めない歯の内側に潜んでいることもあるからです。幸い、ジムには成果が出るまで治療を続けるだけの粘り強さがありました。

妊娠合併症

歯周病はあなただけでなく、これから生まれる子供にも影響を与える可能性があります。

早産児や低出生体重児の母親は、歯周病の罹患率が非常に高く、調査によると、歯周病のある妊娠中の女性は、早産児や低体重児を出産する確率が疾患のない人の7・5倍で、症状が重いほど乳児に大きな影響があります。

出生時の体重が2500g未満の場合、低体重と考えられています。乳児の出生時体重は単に大きさの問題だけではなく、赤ん坊の健康に大きく関係します。出生時の体重が将来の健康状態の有力な指標となります。低出生体重児は統計的に、正常体重の乳児より、罹患率や若い年齢で死亡する確率が高くなっています。米国で生まれる乳児の約13人に1人が低出生体重児で、このうち約4分の1は生まれてから1カ月以内に死亡しています。

　母親の口腔内細菌は、発育している胎児にどのように影響するのでしょうか。調査によると、口腔内の常在菌と歯周病を起こす細菌は、妊娠中の女性の羊水に入り込むことがあります。羊水は妊娠期間中、胎児の周囲にある液体で、細菌などで汚染されると、母親と胎児の両方が危険に晒される可能性があります。

　口腔衛生と関連しているもう1つの問題は、子癇前症です。これは妊娠後期に起こる深刻な症状です。高血圧とむくみが特徴で、他に頭痛、おう吐、腹痛、視力障害などの症状を伴うこともあります。発症率は妊婦の約20人に1人で、治療をしないと子癇に進行します。これは重度の痙攣、腎不全、あるいは母親か胎児が死亡することもある致命的な毒血症の1つです。

　ニューオリンズ市チューレーン大学の研究者は、3件の臨床研究から歯の治療によって低体重児出産の割合を57%引き下げ、早産は半分に減少したと結論付けました。妊娠中の女性の推定60~75%が歯肉炎にかかっています。妊娠中、あるいは妊娠を予定している女性は、特に口腔衛生に注意を払って、

妊娠と胎児の成長

妊娠中で口腔内の健康状態が悪い女性は、早産になる確率が7.5倍高いです。

人体は全部で52本の乳歯と永久歯をつくり出しますが、このうち32本は胎児の成長期から形成され始めます。52本の内訳は、乳歯が20本、永久歯が32本です(親知らずを含む)。妊娠中のビタミン不足は、乳児の歯の形成に影響を与えます。歯の欠陥、悪い歯並びの原因になり、子供が歯科疾患にかかりやすくなることがあります。

自分と赤ちゃんができる限り健康になるようにしましょう。

胃腸

口腔内細菌は血流に乗って体の他の部分に広がりますが、これ以外の方法でも体内に侵入していきます。口腔内細菌が気管を通って肺に入れるように、食道から消化管に入ることもできます。

私たちは、口で繁殖している微生物を、絶えず飲み込んでいます。胃の塩酸と消化酵素によって一部は死滅しますが、すべてが死滅するわけではなく、多くは生き延びて消化管に入っていきます。有害な影響を与える恐れのある大腸菌やカンジダ菌（カンジダ・アルビカンス）などの真菌も、口から消化管に入ることがあります。

カンジダ菌は単細胞真菌（酵母）で、消化管全体に生息しています。局所的なカンジダ症の感染は、消化管のどの部分でも、また他の粘膜やその近くでも起こることがあります。乳児に多くみられる鵞口瘡《がこうそう》は、口腔にカンジダ菌が異常増殖したものです。オムツかぶれもカンジダ症が原因です。抗生物質の服用後、突然再発することもしばしばあります。

抗生物質は細菌を死滅させますが、真菌には効果がありません。酵母は細菌と競合しないため、急激に増殖し、局所的、そして全身の感染を引き起こします。

ピロリ菌も消化器疾患の原因になりうる口腔細菌です。歯垢の一部として、しばしば他の細菌とともに歯に付着します。胃に移動して、胃の内壁に小さな穴を開け、痛みを伴う潰瘍を形成し、胃がんを引き起こすこともあります。ピロリ菌は胃潰瘍の約90%の原因になっています。

ほとんどの人の口腔内にピロリ菌は生息していますが、大半は胃潰瘍にかかっていません。胃が健康であれば、ピロリ菌はあまり脅威になりません。特定の市販薬や食品を定期的に摂取していると、胃の環境に影響を与えることがあります。鎮痛剤は胃の保護膜を守る主要な物質を減らします。制酸剤は胃の酸性度を低下させるため、細菌は胃壁に潜り込んだり、消化管に移動したりして生き延びます。

過剰な飲酒は胃壁を刺激、浸食し、胃は有害な微生物の攻撃を受けやすくなります。ストレス、栄養不良や疾患はすべて免疫力を低下させ、ピロリ菌に感染しやすくなります。

歯周病を引き起こす微生物も、クローン病や潰瘍性大腸炎などの炎症性腸疾患（IBD）の病因とされています。炎症性腸疾患の原因は定かではありませんが、おそらく細菌やウイルスだろうと言われています。

連鎖球菌が関与しているエビデンスをウェストン・A・プライス博士、ハーバード大学医学部予防医学・公衆衛生学教授、ミルトン・J・ローズナウ医学博士［＊17］が示しています。『Journal of the American Dental Association』に発表された記事の中で、ローズナウ博士は、大腸炎にかかっていた患者の腸の潰瘍から、連鎖球菌を取り出したと報告しています。

その細菌を複数の動物に注射し、大腸炎を再発させました。患者の大腸炎の原因を辿っていくと、冠を被せて治療した小臼歯で、根の先に大きな膿瘍がありました。その膿瘍の培養物を犬の複数の歯に移植し、X線写真を撮ると、これらの歯には患者にあったのと同じような膿瘍ができていました。16カ月後、犬は潰瘍性大腸炎を発症しました。

＊17　P81のエドワード・C・ローズナウ博士とは別人

連鎖球菌は口腔内と消化管の常在菌ですが、口腔内で突然変異することがあります。突然変異したものが体の他の場所に移動して、そこで潰瘍を形成する可能性があります。連鎖球菌は通常、腸内でよく発見されるため、炎症性腸疾患の原因として一般的には看過されています。

また、炎症性腸疾患にかかっている人は、虫歯に異常な微生物のコロニーがあることが明らかになっており、これも疾患の発症要因である可能性があります。こうしたコロニーをつくっている細菌の1つが、移動性細菌のウォリネラ・サクシノゲネスです。

ウォリネラ・サクシノゲネスは牛の消化管の常在菌で、悪影響はないとみられていたため、最近まで無害と考えられていました。人体の中でウォリネラ・サクシノゲネスは、ピロリ菌とほぼ同じ毒性を示し、口腔内では通常、歯と歯肉の間や歯根の感染部分に定着します。

クローン病、大腸炎などの炎症性腸疾患の原因は、以前の医学では謎でした。胃潰瘍について、つい最近までは多くの医師がストレスや食事がその原因で、細菌が原因の可能性であるという考えを受け入れていませんでした。

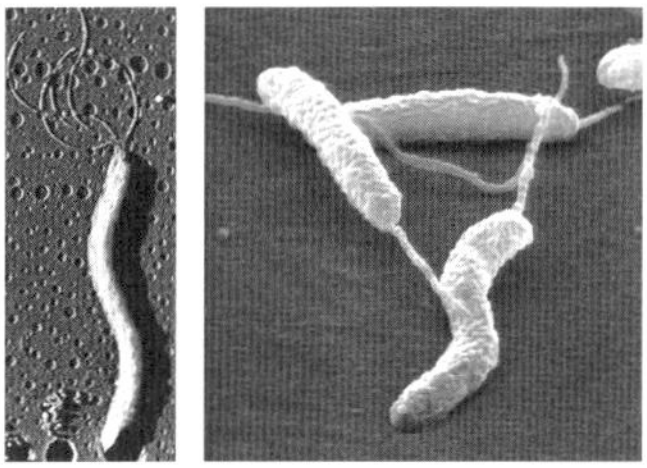

消化器疾患の原因になりうる口腔内細菌

口腔内細菌は消化器全体の健康に影響を及ぼすことがあります。問題を起こす可能性がある細菌のウォリネラ・サクシノゲネス(右)とピロリ菌(左)。

しかし、現在はその可能性は正しいことが証明され、大部分の潰瘍は抗生物質で治療されています。

骨粗鬆症

骨は体の他の器官と同様、生きている組織です。いったんつくられてしまえば変わらないセメントの塊とは違います。骨格は絶えずリフォームされている〝家のようなもの〟と考えてよいでしょう。

生きている組織なので、新しい骨細胞が継続的に形成される一方、それ以外は破壊（骨吸収）されます。そのため、骨は折れても再びつながり、運動選手は密度が高い強い骨をつくることができます。若い頃には、新しい骨細胞が形成される速度は、吸収される速度を上回っています。年をとるにつれて骨吸収の速度が形成のペースを上回り、時間の経過とともに骨は徐々に弱く、すかすかになっていきます。

この骨形成と骨吸収の過程は、ホルモンやサイトカインなどのさまざまな要因によって制御されています。サイトカインは免疫系細胞でつくられる物質で、炎症を引き起こします。炎症は感染と戦うために必要ですが、残念ながら、骨に近い部分の炎症は骨吸収を促し、その結果、骨量が減少します。

歯周病は長い間、骨量の減少と関連付けられてきました。感染した歯が炎症を起こし、それが顎骨を弱らせます。歯を支えている骨が溶け始め、歯がぐらぐらするようになります。細胞や毒素が血流に入ると、免疫系はこの侵入に対して炎症を引き起こすサイトカインを生成して対応します。感染の慢性化によって、炎症も慢性化します。感染が顎、頭蓋骨や腰部など体の特定部分に限局すると、パジェット病のように骨が局所的に分解されます。

感染が全身に及ぶ場合は、体全体の骨密度が低下することがあります。こうして歯周病は骨粗鬆症を引き起こしたり、悪化させたりする可能性があります。歯周病と骨粗鬆症は、ともに高齢者によく見られます。骨粗鬆症は男性より女性に多く、更年期障害によるホルモンレベルの変化が口腔内細菌のコロニーに影響を与え、これが全身性の炎症を増やし、骨量の低下が加速することがあります。

糖尿病

糖尿病も口腔衛生状態の影響を受けることがあります。糖尿病の原因は炎症ではありませんが、血糖値が正しく調整されない結果起こります。食後、多くの食べ物はブドウ糖に転換され、血流に放出されます。ブドウ糖は血糖とも呼ばれていて、体の細胞は、ブドウ糖を使ってエネルギーをつくり出しています。

しかし、ブドウ糖はそのまま細胞には入れません。血流内のブドウ糖を細胞に運ぶためにはインスリンが必要です。食後、血糖値が上がるとブドウ糖のレベルを正常に保つため、インスリンの分泌量が増えます。血糖値が下がると、インスリンのレベルも低下します。こうして血糖値のレベルは、狭い範囲内で維持されています。

2型糖尿病では、細胞はインスリンの働きに鈍感になります。これはインスリン抵抗性と呼ばれています。正常な場合と比べ、細胞へのブドウ糖の輸送は遅くなります。それによって血糖値が正常値を上回り、長時間高い状態が続きます。糖分の取りすぎは深刻な結果をもたらし、糖尿病性昏睡となって死亡することもあります。したがって、糖尿病では血糖値のコントロールが重要になります。

インスリン抵抗性が2型糖尿病発症の主因です。インスリン抵抗性は多くの要因が組み合わさって起こりますが、最大の要因は炎症性サイトカインと考えられています。感染した歯から細菌と毒素が血流に入り込むと、免疫系は炎症を起こすサイトカインの分泌を促します。慢性的な全身性炎症は細胞のインスリン受容体を鈍化させ、インスリン抵抗性が生じ、それによって血糖値が上昇します。また炎症性サイトカインは、インスリンを分泌する膵臓の細胞にも打撃を与え、体のインスリン分泌能力が低下し、血糖値の調整力はさらに悪化します。

近年、糖尿病と歯周病との関係を説明している研究が医学誌にたくさん発表されています。こうした研究から歯周病がインスリン抵抗性を発現させたり、高めたりすることは明らかです。糖尿病の人が歯周炎にかかる可能性は、糖尿病でない人の2倍もあります。

また、研究では歯周病の治療が糖尿病のインスリン抵抗性を著しく改善し、血糖値のコントロールを改善させることも明らかになっています。慢性の歯周病が糖尿病の原因になると考えている研究者さえいます。したがって、歯科医師には侵襲的な歯科治療において、糖尿病患者の症状を悪化させないようにすることを望みます。糖尿病の事例がすべて歯科疾患で起こっていると言っているわけではありませんが、口腔衛生の状態が悪いと、糖尿病の一因になる恐れがあり、歯が健康であれば危険性は低下し、血糖値の調整力が改善します。

糖尿病の予防には食事も大切です。糖尿病にとって最悪の食べ物は、糖質の多い物や精製炭水化物です。これらは血糖値の水準を上げるだけでなく、感染や炎症の原因となる厄介な口腔内細菌を生育し、これがインスリン抵抗性を高めます。こうした食べ物は肥満の原因にもなります。

神経系

神経系は脳、脊髄と神経から成り、口腔内細菌は神経組織に入り込むことがよくあります。ヘルペスウイルスなどの特定のウイルスは初期感染後、神経細胞に病巣をつくり、ストレスや免疫不全によって症状が再発する以外は潜伏感染しています。

口腔内細菌は神経を通って最終的に脳に達し、そこで感染を起こす可能性があり、歯の膿瘍が脳膿瘍を引き起こすこともあります。

髄液に細菌やウイルスが入り、脳や脊髄を取り囲む細胞膜が感染すると髄膜炎が起こります。これは、ときに致命的となる深刻な病で、頭痛、発熱、おう吐、肩こりなども起こることがあります。口腔内細菌を含むさまざまな細菌が髄膜炎の原因になります。

口腔内細菌が神経を通って脳や脊髄に移動できるのであれば、全身のほぼあらゆる神経組織に影響を与えます。実際、口腔内細菌が体中の神経細胞の感染源になることが明らかになっています。

免疫系が強ければ、神経や脳組織の深刻な感染は抑えられます。しかし、細菌がこれらの組織に継続的に入り込むと、慢性的な炎症の原因になります。症状が直ちに出ない場合もありますが、長期的には炎症が神経細胞を傷つけます。これまでの複数の研究から、アルツハイマー病、パーキンソン病や多発性硬化症などの神経変性疾患が、口腔衛生に関係があることが明らかになっています。

例えば、ある研究では年齢が75〜98歳の144人の患者を7年間調査し、患者の口腔と精神面を観察しました。調査期間中に亡くなった118人の患者に対しては、解剖も行われました。虫歯や歯周病による欠損歯の数が多いほど、認知症やアルツハイマー病の発症率が高かったことを研究者は発見しました。

65歳以上の10人の1人、そして85歳以上の半分はアルツハイマー病にかかっています。現在では、口腔衛生に問題があることがアルツハイマー病のリスク要因と認識されています。歯の手入れをきちんとすることが、神経や脳に十分気を配ることになるのです。ただ、この調査ではすべての患者が毎日3回定期的に歯を磨いていましたが、疾患は防げなかったことから、歯を磨くだけでは不十分です。しかし、「オイルプリング」なら大丈夫です。簡単な方法で、口腔衛生の問題を改善することができるでしょう。

感染症と慢性病

細菌、ウイルス、真菌や原虫が口から血流に入ると、最終的には体内のどこにでもたどり着く可能性があり、どの組織や器官でも炎症を起こします。通常、細菌や細菌が生み出す有毒な排出物は、体の最も弱い部分に集まり、そこで炎症や疾患の原因となる可能性があります。関節痛や腰痛、内臓疾患の原因は、侵入した細菌かもしれません。

健康で免疫系がきちんと機能していれば、問題を起こすこれらの細菌は抑えられて、あまり面倒も起こしません。しかし、歯周病や虫歯があると、血流に絶えず侵入する有害な細菌の繁殖地を育てていることになります。その結果、免疫系は絶えることのない侵入者と常に戦うことになり、これに日常生活のストレス、問題のある食習慣、薬、喫煙、飲酒などの要因が加わると、免疫系は手一杯になって、十分に撃退できなくなります。

感染に対する免疫系の最初の対応は、前述の炎症を起こすサイトカインの分泌です。短期間であれば、感染との戦いに炎症は有益です。しかし、感染が慢性的な場合には炎症も慢性化します。炎症は、侵入する細菌を体から速やかに排除する、一時的な防御策です。炎症が慢性化すると組織や細胞を破壊することがあります。変性疾患として分類される大半の症状は、慢性的な炎症が関与しています。慢性的な炎症は血液の化学的な性質を変え、それが多様な疾患を引き起こす可能性があります。

つまり、ほぼあらゆる慢性疾患が口腔内の感染によって引き起こされるか、少なくとも悪化する可能性があります。こうした疾患と口腔内の感染を関係づける研究は、現在ますます増えています。

とはいえ、心臓病、喘息、骨粗鬆症など、本章で取り上げた疾患が、すべて口腔内の感染によって起こるわけではない点は強調しておきます。こうした疾患の大部分は複数の原因があり、口腔内の感染は要因の1つに過ぎません。しかし、口腔衛生が体全体の健康に大きく影響することは明らかです。

口からの感染が多くの健康障害の要因であるなら、なぜ抗生物質で治療できないのでしょう。問題が感染した歯に起因している場合、抗生物質は必ずしも効果がありません。

抗生物質は、体のさまざまな部分の細菌を殺せるかもしれませんが、感染した歯は感染したままで、細菌や毒素を血流に流し続けます。したがって、抗生物質による治療で感染が治まっても、感染した歯の新たな細菌によって火種は残り、問題はいずれ再発します。

抗生物質は歯の内側や歯肉の奥にある根深い感染には、必ずしも奏効しません。細菌が死んでも、口は絶えず細菌を集めて、さらに多くの細菌を繁殖させるので、無菌状態には決してなりません。

感染性の細菌を抑えておくためには、抗生物質を継続的に摂取しなければなりませんが、これはよい方法ではありません。厄介な細菌は適応力がとても高く、抗生物質に耐性を持つようになって、薬は効かなくなります。さらに、抗生物質を含むすべての薬品には副作用のリスクがあります。

抗生物質のもう1つの大きな制約は、細菌にしか効かず、ウイルス、真菌、原虫にはまったく無効な点です。抗生物質は、細菌以外の感染のリスクを高めることもあります。これらのことから、急性の感染を除いて、口腔内細菌に対する抗生物質の治療はほとんど役に立ちません。

口の健康は、体全体の健康に影響を与えることがわかっていただけたかと思います。笑顔で健康的に生活するための方法は、良好な口腔衛生を維持することです。しかし、歯を磨き、デンタルフロスを使い、殺菌作用のあるマウスウォッシュを使って、定期的に歯科検診を受けていても、私たちは依然、虫歯や歯周病に多かれ少なかれかかっています。虫歯や歯周病にならない簡単な解決策、それが「オイルプリング」なのです。

column

ドクターG 監察医

ドクターGとして知られているジャン・ガラヴァグリアは、フロリダ州オーランドの監察医です。監察医として、突然死、あるいは異常な状況下で亡くなった人の死因を特定しています。有線テレビ放送では、「ドクターG 監察医」の番組を放映しています。ドクターGが扱った興味深い一部の事例を取り上げます。

ある回では、さまざまな症状を訴える20代の女性が登場しました。抗生物質を投与されましたが、症状は悪化し、全身に小さな病班が出ました。単なるヘルペスのようでしたが、2日後に亡くなりました。ヘルペスは通常、命にかかわる症状ではなく、何か他のものが関係していると、その時点では考えられました。遺体は検死のため、ドクターGに送られました。

ドクターGが解剖を行うと、内臓に病班がたくさんありました。肝臓が大きく窪んでいて、死因は肝臓障害と特定されました。女性の肝臓を壊したものは何だったのでしょうか？

ドクターGは女性の皮膚と肝臓の組織サンプルを取り、検査のために研究所に送りました。研究所から戻ってきた結果を見て、ドクターGは驚きました。それはヘルペスウイルスの一般的な種類、単純ヘルペスウイルス1型だったからです。このウイルスは通常口の中だけに見られ、体の他の部分に広がることは滅多にありません。

では、この患者はなぜこうした重度のヘルペスにかかったのでしょう。ドクターGは、女性は免疫系がとても弱かったためにウイルスが広がったと説明していますが、何が免疫系を弱めたのでしょう。明らかに年齢ではありません。ドクターGがまず考えたのはHIV（ヒト免疫不全ウイルス）でした。ヘルペスのような二次感染は、しばしばHIV感染者の死因になります。しかし、女性の血液検査の結果、HIVは陰性でした。ドクターGは答えを見つけられないまま、この女性の事例は終了しました。

しかし、もちろん答えはあります。ドクターGは口唇ヘルペスの存在に気づいていましたが、患者の口腔内を詳しく調べて歯や歯肉を診ませんでした。この女性は歯周病にかかっていた可能性が非常に高く、歯周病の細菌が出血している歯肉から血流に入り、体を徐々に汚染していきました。免疫系は細菌の絶え間ない侵入と戦うため、常に働いていました。ヘルペスが再発したときには、ウイルスは口腔内だけでなく、全身に運ばれていました。この女性では、通常は問題を起こさないヘルペスウイルスが致命的となったのです。

どのような種類の細菌、ウイルス、真菌であれ、血流に入ると命取りになることがあります。口や腸内の悪玉菌を撃退する際に役立つ善玉菌が通常の環境から移動すると、極悪の細菌になることがあります。そのため、口腔が健康であることが重要なのです。

chapter

4

命にかかわる歯科治療

ここまでお読みになって理解していただけたように、口の健康状態は体全体の健康に影響します。歯と歯肉を健康に保てば、病気を防ぐことができます。そのために、必要であれば、定期的に歯科医師の検診を受けたり、口腔内を清掃してもらったりすることは、賢明な行いです。感染症にかかり、それが広がって大きな問題になるのは避けたいはずです。

口腔内の健康状態がよければ、歯科検診を定期的に受ける必要性は低下しますが、問題が起こったときには無視してはいけません。深刻な問題は放っておいても、おそらく消えません。

見方を変えると、歯科治療が健康障害を起こす原因になることもあります。歯科医師が口の中に入れる物や取り外す物が、健康に大きく影響することがあります。歯科治療を受ける際には、審美的な要素を唯一の基準にしないほうがよいでしょう。治療によっては、健康面のリスクが高まるからです。

歯科治療の実際を知って、自分の歯の手入れについて、正しい判断を行うことができるようにしましょう。

根管治療

ウェストン・A・プライス博士が口腔衛生と全身疾患の関係を調べていたときには、根管に関する研究が作業の大半を占めていました。根管治療で患者から抜いた歯をウサギに移植すると、ウサギは患者と同じような疾患を発症しました。細菌は根管治療の殺菌中も生き延びて、感染が残っていたことが明らかになりました。

博士はいくつかの殺菌剤を使って実験しましたが、いずれも根管治療した歯から細菌を完全に除去することはできませんでした。根管治療した歯はすべて感染したままで、局所感染や全身感染の原因になる可能性がありました。

プライス博士が最初に研究成果を発表した１９２０年以来、根管治療は大幅に増加しました。現在では米国だけで毎年、約４０００万件の歯科治療が行われています。この割合は米国国民1人当たりが7・5年に1回治療を受けることになります。もちろん、根管治療をまったく受けない人もいれば、何回も受ける人もいるでしょう。根管治療を受けるということは、歯が相当悪いということですから、この数字は米国国民の口腔衛生の状態が一般的に芳しくないことを示しています。

根管治療を支持する意見の1つに、治療法がここ数年で改善したことが挙げられます。強力な殺菌剤を使って歯を完全に清掃するため、現在では感染の危険性はほとんどありません。しかし、治療法は改善したかもしれませんが、根管治療の基本的な問題は残っています。

問題は、歯の構造にあります。根管を感染させる細菌は、歯の表面ではなく、歯の中にいます。歯は硬く、密度が高いように見えて、実は穴がたくさんあいています。

歯の構造の大半を占める象牙質は、象牙細管と呼ばれる数百万の微細な管でできています。象牙細管の数は非常に多くて、1本の小さな前歯にある細管を広げると、その長さは4・8kmになります。象牙細管は歯根や血流から歯随が生きている歯（生活歯）に栄養を届ける通路です。歯冠を覆っている硬いエナメル質と象牙質の境界まで伸びています。

細菌はこうした象牙細管に入り込むことがよくあります。虫歯になりつつある歯や深い虫歯、根管治療の候補になっている歯の場合は、特にそうです。細菌は一度象牙細管内に深く入り込むと、そこに一生留まり、抗生物質や殺菌剤は効果がありません。象牙細管内に潜り込んだ細菌は安全な隠れ家を得て、そこで繁殖します。歯科医師が根管治療をした歯をどれほど上手に清掃、殺菌しても、細菌は常に生息します。したがって、根管治療したすべての歯が細菌の繁殖地になる可能性があります。

感染した歯を強力な殺菌剤に浸けて、表面の細菌を完全に殺しても、歯を動物に移植すると感染が起こったという、プライス博士の研究についてはすでに紹介しました。歯が患者の口腔内にある限り、歯科医師はここまで徹底的に歯を殺菌できません。どのような処置をしても、歯は完全に無菌にはできないことを示しています。

米国歯内療法（根管治療専門医）学会の設立者の1人で、『Root Canal Cover-

象牙細管

顕微鏡で見た、ヒトの歯の象牙細管。エナメル質の下の象牙質内にある。歯随を取り巻くように放射状に広がっている。

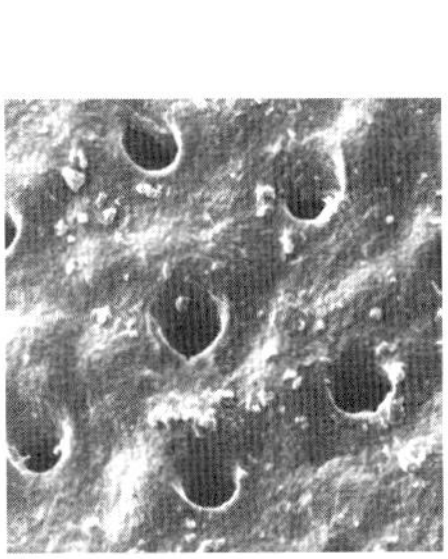

Up（根管充填）』の著者、ジョージ・E・マイニー歯科医師は次のように述べています。

「根管治療の材料と治療法は、ここ数年で著しく改善しましたが、基本的な問題は残っています。細菌は歯の中で生きていて、抗生物質や殺菌剤では排除できません。根管治療した歯で有害な細菌が存在しない歯は、おそらくないでしょう。著しく病変した歯は、充填して冠を被せると、毒や細菌を閉じ込めて虫歯の培養地を形成し、それが生涯、血流に漏れ出していきます。抜歯したほうが安全です」

根管を充填された歯は痛みがなく、X線写真で見ても感染の兆候はまったくないことがあります。しかし、「歯科医師は、X線写真が歯の中の感染を正確に写し出さないことは知っています」とマイニー歯科医師は話しています。

「抜歯を行う歯科医は、根管治療で充填された歯に問題がないように見えても、感染していて、周囲に膿が付いているのをよく目にします。黒ずんだ歯やひどい悪臭がする歯もあります。根管治療の専門医は、抜歯を滅多に行

始まりは根管治療

「30代で根管治療を受けました。歯科医には痛みがあるとずっと伝えていましたが、どの歯科医も私の話を信じてくれませんでした。

55歳の頃に新しい歯科医を訪ねて、抜歯してほしいと言いました。その歯科医が抜歯すると、膿が顎を伝って流れ出してきました。翌日、抜歯した歯の隣りの歯が壊死し始めて、その歯も抜かなければなりませんでした。

数年後、別の歯も死んでしまいました。これらの歯は全部同じ部位にありました。歯科医を何カ所か訪ねても、どの歯科医も〝根管治療〟と言いましたが、私は拒否しました。歯がなぜ壊死するのか、そしてなぜすべて隣接した場所の歯なのか知りたいと思いました。最終的に、顎が感染していたことがわかり、片側にある

わないため、根管治療が失敗した兆候に気づいていません」
根管治療を受けたすべての人に問題が起こるわけではありません。プライス博士は、問題が起こらなかったのは免疫力が非常に高く、細菌を制御し、感染を防げた人であることを突き止めました。しかし同時に、こうした人たちが事故に遭ったり、風邪を引いたり、大きなストレスに晒されると、免疫系に過度な負担がかかって感染症が生じ、最終的にリウマチ、関節炎、心臓障害や他の二次的疾患が起こることも発見しました。

また、免疫系の力は自然な老化の中で落ちていきます。若い人は根管治療によって深刻な影響を受けないかもしれませんが、年齢が上がると影響を受ける可能性は高まります。高齢者の疾患の多くは、もしかしたら根管治療の結果かもしれません。

私が提唱しているオイルプリング・セラピーの利点の1つは、虫歯につながる感染の予防に役立つことです。多くの症例で活動性の感染を取り除き、歯を救うことができました。しかし、虫歯が進むと、歯を救うには遅すぎることがあります。歯科医師は根管治療を勧めて、まったく安全だと保証する

「歯を何本か抜歯しました。顎は最初に根管治療をした際に感染して、骨はスープのようになっていました」
――アリス・W

かもしれません。本書をお読みになった後、あなたは多くの情報を得ていますから、正しい判断ができるでしょう。

根管治療が最適な場合もあるでしょう。詰め物をした歯、または根管治療の候補となっている歯の近くの臼歯をすでに1本以上失っていれば、臼歯をもう1本抜歯すると、噛むことが難しくなります。抜歯するかどうかは、重要な判断です。免疫力が強い場合は、根管治療した歯を残せば、引き続き健康的な食事ができます。

アマルガム

元ニューヨーク・ヤンキースの1塁手、ルー・ゲーリックは素晴らしい野球選手の1人で、チームメイトのベーブ・ルースに次ぐ強打者でした。ヤンキースで13年間プレーし、2130試合に連続出場しました。病気や怪我を理由に試合を欠場したことは、まったくありませんでした。強い力と持久力から「鉄の馬」という異名を取っていました。身体能力は高かったものの、神経疾患によって選手生命を絶たれ、比較的若い36歳で引退を余儀なくされ、2年後の1941年に亡くなりました。

現在、一般にはルー・ゲーリック病として知られる、筋萎縮性側索硬化症（ALS）の患者数は、アメリカで約3万人います。全世界では1万人に2人の割合です。これは自己免疫疾患で、神経細胞が変質し、筋肉が制御できなくなる特徴があります。
どうして、ゲーリックのように比較的若く、健康だった人が、こうした悲惨な神経疾患で亡くなったのでしょう。医師は原因がわかりませんでした。諸説ある中の1つが化学物質あるいは金属の中毒で、最も疑われたのは水銀でした。

水銀は他の金属とは違って常温で凝固しないため、通常は液体で、その利便性からさまざまな工業用途に使われています。昔から水銀は、極めて毒性が高いことで知られています。実際、化学的に見ても有毒な物質です。水銀から発生する蒸気を吸い込んだだけで、病気になるほか、死亡することもあります。昔は、殺菌剤や殺虫剤として一般的に利用されていました。水銀の蒸気に晒された鉱山労働者は、さまざまな神経障害を発症し、極めて短命でした。18世紀と19世紀の帽子産業では、「帽子屋」は帽子のカビ予防材として硝酸第二水銀ののりを使っていました。水銀蒸気を吸入していたことから、多くが精神病院に送られ、「he is as mad as a hatter（彼は頭がどうかしている）」という言葉が生まれました。

近年では、水銀の工業利用が環境問題を引き起こしています。よく知られている事件の1つが1950年代と60年代初めの日本の水俣市で、住民は原因不明の病にかかりました。大人も子供も、視力障害、聴力障害、運動障害などの症状が出て、報告された事例の半分近い患者が亡くなりました。最終的に、メチル水銀中毒だとわかり、汚染された魚を食べたことが原因と明らかにされました。

漁業が行われていた水俣湾に工業廃液が投棄されて、水銀が魚の体内に蓄積されていたのです。住民の一部は魚を毎日食べていました。水俣病にかかった乳児は、自分ではまったく魚を食べていなくても、母親が食べていたために罹患しました。妊娠中の母親に症状が出ていなくても、毒が胎児に影響を与えていたのです。現在では住んでいる場所がどこであれ、魚を食べ過ぎるのは危険だという警告もあります。これは、水銀で汚染されている可能性があるためです。

ルー・ゲーリックの症状が、水銀中毒の結果であったかどうかはわかっていませんが、その可能性は非常に高いでしょう。彼はどこで水銀に曝露したのでしょう？　最も可能性が高いのは歯の充填材です。驚かれるかもしれませんが、彼の受けた歯科治療が原因だったのかもしれません。

歯科治療で充填材として利用される金属「歯科用銀」は、銀、錫《すず》、亜鉛、銅と水銀の合金で、アマルガムと言われています。銀、錫、亜鉛と銅が半分を占め、残りの半分は水銀でできています。アマルガムに含まれている銀は、実際には非常に少なく、正確には水銀充填材と呼ぶべきかもしれません。

歯科医師は一体なぜ、猛毒の水銀を意図的に私たちの口の中に入れるのでしょう？　常識的には理解できないでしょう。理由は結局のところ機能性です。水銀を主成分としたアマルガムは虫歯の穴を上手に塞いでくれます。しかし、患者の健康にはまったく利益がありません。

1819年に水銀を主成分としたアマルガムが発明されるまで、実質的な他の選択肢は、金箔しかありませんでした。しかし、金は高価でした。他の合金も試されましたが、歯に詰めるには溶かして、熱い状態で入れなければならず、これは大半の患者には受け入れられません。水銀は液体で、銅や銀などの他の金属と混ぜた合金は柔らかく、虫歯の穴の形とうまく合います。

歯に詰めると徐々に固まり、充填材としては理想的です。約200年経った現在でも、アマルガムは歯科医師に利用されています。

アマルガムが発明された当初、その使用について議論が巻き起こりました。水銀は強力な毒物として知られ、一部の歯科医師はアマルガムの利用を反対しましたが、金箔以外に代替物はありませんでした。多くの患者は金箔充填の代金が払えず、アマルガムが唯一の選択肢でした。議論は激しさを増し、米国口腔外科医会（ASDS）は、アマルガムの利用は非倫理的であると判断し、会員による利用を禁止しました。大多数の開業歯科医師は、この指示を無視してアマルガムの使用を続け、その多くが学会から除名されました。その結果、米国口腔外科医会は影響力を失い、1856年に解散しました。

1859年には、後に米国歯科医師会（ADA）となる新たな歯科医師組織が結成されました。この組織はアマルガムの使用を支持し、会員に利用を推奨しました。新たに歯科医師になった人は、アマルガムは安全だと教えられました。安全性を裏付ける調査はありませんでしたが、水銀を他の金属と混ぜると、何らかの理由で毒素が封じ込められるため、患者に危険はないと伝えられていました。米国歯科医師会の支持を得て、歯の詰め物としてアマルガムの利用は安全な歯科治療として認められました。

１９２０年代に、アマルガムを巡る議論が再び起こりました。ドイツ人の科学者、アルフレッド・ストック博士が、アマルガムから水銀は漏れ出す、と警鐘を鳴らしたのです。ストック博士自身も、アマルガムの治療を受けていましたが、神経障害が突然起こり始め、原因はアマルガムかもしれないと考えました。アマルガムを除去すると症状はほぼすぐ消えました。

水銀が犯人だったと確信したストック博士は、医学・歯学界に警告し始めました。水銀蒸気がアマルガムから発生していることを実証し、複数の科学論文を公表しました。しかし、博士の努力は歯科医師の強い反対に遭いました。博士は第2次世界大戦の開戦まで活動を続けましたが、戦争が始まると関心は他に向かい、このテーマはすぐ忘れ去られてしまいました。

アマルガムに対する懸念は、１９６０年代にまた現れ始めました。アマルガムの安全性に疑問を呈する調査が公表され、研究者は水銀蒸気がアマルガムから絶えず発生していることを発見しました。

アマルガムの使用を断固擁護する立場の米国歯科医師会は、水銀はアマルガムから漏れ出さないと主張しました。不利な証拠が増加していく中で、米国歯科医師会は、その後立場を修正し、水銀蒸気は多少漏れ出しているものの、歯に充填してから最初の1週間程度だと認めました。アマルガムがいったん固まれば、蒸気の発生量は大したことはないという見解でした。

誰にとって大したことがないのでしょう。患者にとってではありません。この議論の問題点は、アマルガムは症状を直ちに起こすことは滅多にないという点でした。症状は徐々に現れます。通常は何年も経たないと現れてきません。片頭痛や多発性硬化症の原因が、口に入れてから何カ月、あるいは何年も経っているアマルガムだと誰が疑うでしょう?

米国歯科医師会が主張する論拠によれば、アマルガムはいったん固まれば、含まれている水銀はすべて保持されます。しかし、これは事実ではありません。アマルガムは古くなるほど水銀含有量は減少します。複数の調査によれば、古いアマルガムの水銀含有量は、最初と比べ80~90%減っていました。

また、唾液や食品の酸によって、水銀はアマルガムから絶えずにじみ出します。ガムを噛むだけでも水銀蒸気の発生量は増えます。実験によると、被験者がわずか10分ガムを噛んだだけで、水銀蒸気の量は15倍になりました。

研究者のハインツとそのチームは、口腔内細菌が水銀蒸気をメチル水銀に転換することを発見しました。これは毒性が非常に強い水銀の形態で、水俣市で汚染された魚を食べたことで病気が広がり、死者が出たのと同種の水銀です。

米国歯科医師会は少量の水銀蒸気を吸い込んだり、摂取したりしても害はないと主張しています。では、多くの人がアマルガムで問題が起こったことや、アマルガムを除去した後、慢性疾患が回復した人がたくさんいるという報告はどう説明するのでしょう？　米国歯科医師会は、反応が起こったのは水銀アレルギーや、水銀に「敏感」な少数の人に限られると主張しています。なんと馬鹿げた見解でしょう。水銀に対して敏感でない人はいません。これはまるで、ヒ素やシアン化合物に対して、アレルギーがなければ食べても大丈夫と言っているようなものです。水銀は有毒で、アレルギーの有無にかかわらず、害を与えます。

口腔内細菌と同様、水銀は口から体の他の部分に広がります。研究によれば、アマルガムの水銀はさまざまな神経障害、自己免疫疾患や他の健康障害の要因となる可能性があります。欧州の複数の国では、アマルガムの利用を規制し、妊娠中の女性に使わないよう規定しています。

アマルガムと関連した症状の1つが、多発性硬化症（MS）で、これは神経細胞が徐々に変性していく自己免疫疾患［*18］です。『It's All in Your Head: The Link Between Mercury Amalgams and Illness（すべては頭の中に：水銀アマルガムと疾患との関係）』の著者、ハル・ハギンズ歯科医師は、多発性硬化症の症例を50件治療した後、アマルガムと多発性硬化症の関係について、本をもう1冊書くべきだ、と言われたと話しています。

当時、アマルガムがどの程度、多発性硬化症の症例全体と関係しているか定かでなかったので、ハギンズ氏は「1000例診たら本を書きます」と答えました。そして数年後に1000例を超えたため、本を書くときだと判断して、『Solving the MS Mystery（多発性硬化症の謎の解明）』を執筆しました。ハギンズ氏によれば、水銀の毒性は、さまざまな自己免疫疾患を引き起こす

*18　多発性硬化症のほか、関節リウマチ、全身性エリテマトーデス、バセドウ病、重症筋無力症、アジソン病、筋萎縮性側索硬化症など

可能性があります。自己免疫疾患は、免疫系が自己の組織を攻撃して症状が起こります。

私たちの免疫系に大きく寄与しているのが白血球です。有害な物質から体を守るのがその仕事です。白血球は、自分自身と侵入者の細胞をどのように区別するのでしょうか?

体の各細胞には車のナンバープレートのような特殊な符号が付いています。この符号はあなただけの特別なものです。白血球は他の細胞と接触すると、この符号を調べて「自己」なのか「非自己」なのかを判断します。「自己」と認識するには、白血球の符号と正確に一致する必要があります。「自己」と認識されれば何も起こりません。しかし、符号が一致しないと侵入者というレッテルを貼られて、直ちに攻撃されます。

水銀は特定のアミノ酸に対し、親和性があります。アミノ酸はすべてのタンパク質の構成単位です。水銀はアミノ酸の細胞膜に付着し、細胞の一部になった水銀は、符号を読みにきた白血球には「自己＋水銀」と判読されます。その細胞は異物と見なされ攻撃を受けます。このようにして水銀は、自己免疫疾患を引き起こす可能性があります。

水銀がアミノ酸に付着すると、あらゆる種類の問題を起こす恐れがあります。体内で何千もの化学反応に関与している酵素は、アミノ酸でできています。水銀がこうした酵素に付着すると、酵素は正常に機能しなくなり、それによって体内のすべての生体系が混乱することがあり、精神障害から慢性疲労に至るさまざまな症状が現れます。

口腔内の水銀は、病原体となる細菌やウイルスと同じように悪いものです。アマルガムを除去すると、体内への新たな水銀の吸収が止まり、免疫系の負担は軽減されます。多くの事例で、患者は慢性疾患から奇跡的に回復したと報告されています。私の妻、リジーは長年、慢性的な片頭痛に苦しみ、どれほど薬を飲んでも痛みは緩和しませんでした。一度片頭痛が起きると何時間も続き、妻は何もできませんでした。しかし、アマルガムを除去すると、片頭痛はほぼ瞬時に消えました。アマルガムを取り除いてもう10年以上経ちますが、その後、片頭痛は1度も起こっていません。

妻の例は珍しいものではありません。61歳のエンジニア、フランクは激しい湿疹、胃潰瘍、度重なる耳感染、慢性的な頭痛、関節や背中の痛み、右腕と左足の震え、時折起こる胸痛、不整脈、集中力の欠如、怒りやすい性質などに苦しんでいました。アマルガムを詰めた歯が6本あり、欠損・損傷した複数の歯を補うために2つのニッケル製のブリッジ[＊19]を使っていました。担当の歯科医師は、彼のこれまでの健康状態を見直した後、アマルガムの除去と、ニッケル製のブリッジを金製のブリッジに交換することを提案しました。この処置を終えて数日後には気分がよくなり始めて、その後、数週間にはあらゆる症状が改善しましたが、背中の痛みと湿疹は残りました。症状は一時的に悪化したものの、その後は改善し始めたと報告してくれました。数カ月後には、慢性的な湿疹と絶え間ない耳痛も含め、すべての症状が消えました。

アマルガムを使っているすべての患者が、除去後に成果を感じるわけではありません。私が2本の歯からアマルガムを取り除いた際には、何の変化も感じませんでした。しかし、これらのアマルガムは私の口腔内に約35年間あったので、大半の水銀はおそらく、すでに漏れ出ていたのでしょう。除去

＊19　少数の歯を欠損した場合に用いる固定型の詰め物（被せ物）

しても体内の毒物の量にあまり影響はありませんでしたが、それでも水銀は、量にかかわらず体内にあるのはよくないと思っていたため、除去しました。

体が受けた損傷は元に戻らないこともあれば、治るまでに非常に多くの時間がかかる場合もあります。私たちの健康は、多くの要因に左右されていま す。アマルガムの除去は役に立つかもしれませんが、健康が直ちに改善するということではありません。口腔内細菌、食事、生活習慣や環境すべてが健康に影響します。改善の取り組みが多いほど、健康も改善する可能性が高まります。

歯科医師は今でもアマルガムを患者の口の中に詰めており、まったく安全だと強く勧めることさえあります。それを信じてはいけません。アマルガムの利用は、絶対に考えてはいけません。機能的に同程度で、はるかに安全で利用できる非金属系の新しい歯科材料がたくさんあります。アマルガムと違い、白くて歯の色ととても合っているので、詰め物がしてあるとわからないくらいです。

歯科材料

歯科医師は、私たちの口腔内にさまざまな材料を一時的、もしくは永久に入れる措置を行います。比較的害がないものもあれば、アマルガムのように致命的になりかねないものもあります。何が害を及ぼす可能性があり、何が安全かを知っておくことが大切です。歯科治療で利用される合金は何百もあり、詰め物、被せ物、部分義歯、歯列矯正などに使われています。各メーカーは製品ごとに独自の製法をもっているため、製品の特許を取得することができます。

金属の中には、毒性が高い物もあります。金は一般的に最も安全な金属です。ハル・ハギンズ博士は4000人近い患者を検査して、金にアレルギー反応を示したのは9%に過ぎないことを発見したと話しています。これに対して、銅は95%、亜鉛は94%でした。いずれもアマルガムの成分です。したがって、アマルガムは水銀以外の金属も問題になる可能性があります。

口腔内にもし金属が入っている場合は、すべて同じ種類にしましょう。2つの違う金属があると、電気エネルギーが口腔内で発生する可能性があります。何年も前ですが、頭の中で音楽と会話が常に聞こえている男性に関する本を読みました。調査の結果、口腔内の金属がラジオ受信機のような働きをして、地元のラジオ局の放送を受信していました。この話が本当かどうか知りませんが、考えられないことではありません。口腔内の金属は電気を発生させます。2つ以上の違う金属と酸と電解質(唾液中のイオン)があれば、バッテリーのように充電されます。電気は電子の流れです。ある金属の電子が他の金属に流れると、金属イオンが口の中に放出されます。水銀、ニッケルや銅など、有害になり得る金属においても放出されます。

歯科治療では、アマルガムで充填し、被せ物が乗る土台をつくることがあります。アマルガムの上に金を被せると、両者は異なる金属のため、水銀の放出が促されます。すでにアマルガムを使っている場合、新たに金の充填材を入れると水銀への曝露が増えます。金やニッケルの冠、ニッケルを含むブリッジを付けたり、金属を使った他の歯科治療を行っても同じことが起こります。

ニッケルは、冠やブリッジなどに一般的に使われる歯科用金属です。クロムと呼ばれる冠は、実際にはニッケルを含むステンレス鋼でつくられています。水銀と同様、ニッケルも有害な金属ですが、水銀ほどの毒性はありません。ニッケルは濃度30ppm［＊20］超が致死量で、米国環境保護庁（EPA）が設定する水道水の最大許容濃度は0・1ppmです。

ちなみに、ヒ素の限度は0・01ppm、シアン化物は0・2ppmです。つまり米国環境保護庁は、ニッケルの毒性はヒ素の10分の1で、シアン化物の2倍と考えていることになります。

ニッケルがこれほど有毒であるなら、なぜ口の中に入れるのでしょう？　水銀と同様、米国歯科医師会は他の金属と混ぜると有毒性は消えると考えています。米国歯科医師会が考慮していないのは、酸と電気が金属を腐食させ、そこから生まれた腐食液は、唾液とともに飲み込まれているという点です。

＊20　パーツ・パー・ミリオン。100万分の1の意味。1ppmは0・0001％

冠やブリッジでは、金がよい素材です。充填材としては、合成樹脂のほうが金属より優れています。合成樹脂は樹脂にシリカ［＊21］などの物質を混ぜています。合成樹脂にはさまざまな種類があります。

最もよい充填材は、金か合成樹脂で、後者のほうがよりよいでしょう。ただ、歯科医師の手元にある合成樹脂であれば、何でもよいわけではありません。一部の合成樹脂に対してアレルギーがあったり、敏感だったりする可能性があります。したがって、充填材を入れる前に適合性試験を受ける必要があります。歯科医師が検査をするか、検査施設を紹介してくれます。

もし歯科医師が検査は不要と言ったら、その歯科医師は自分がしていることがわかっていないか、患者の健康を気にかけていません。他の歯科医師を探しましょう。適合性試験では、患者は採血をされ、各合成樹脂の材料に対する検査が行われます。その後、陽性／陰性反応がある材料の一覧表を渡されます。それを歯科医師に伝えれば、あなたに合った材料を選んでくれるでしょう。

口の中にあるアマルガムを取り除きたい場合は、適切に処置できる訓練を

＊21　二酸化ケイ素。ここでは、合成樹脂の材料として使用される二酸化ケイ素の粒子のこと

受けた歯科医師を選ぶ必要があります。大半の歯科医師はアマルガムを除去できますが、訓練を受けておらず、方法が適切ではありません。アマルガムの除去は危険です。古いアマルガムを取り外す際には、水銀蒸気や埃が空気と口腔内に充満します。歯科医師が必要な予防措置を取らないと、水銀を大量に吸収してしまう可能性があり、アマルガムを除去しなかった場合より問題が起こる恐れがあります。

アマルガムの適切な除去方法の訓練を受けており、全身の状態を踏まえて、生物学的歯科治療を行う歯科医師を見つけるとよいでしょう。

フッ化物

フッ素は気体の元素です。他の元素と混ぜると、フッ化物として知られる化合物を形成します。歯科医師は、歯の治療でフッ化物をよく利用します。あなたが使っている歯磨き粉には、おそらくフッ化物が含まれていて、一部のマウスウォッシュも同様です。一部の地域では、フッ化物は水道水に添加されています。また殺鼠剤やゴキブリ忌避剤の成分でもあります。

フッ化物は毒物で、毒性は亜鉛より強く、ヒ素をやや下回ります。そのため、米国食品医薬品局（FDA）は、フッ素入り歯磨き粉には警告文を載せるよう義務づけています。警告文には「6歳未満の子供の手の届かないところに置きましょう」と書かれており、もし、6歳未満の子供が豆粒大以上の歯磨き粉を飲み込んだら「すぐに医師の助けを求めるか、中毒事故管理センターに連絡しましょう」と書いてあります。豆粒大の量を飲み込んだだけで、直ちに医学的な処置を求めなければならないほど有害なものを、好き好んで口に入れたい人がいるでしょうか？

ほとんどの人は歯を磨くのに、豆粒大以上の量の歯磨き粉を使っています。もし歯を磨いている間にフッ化物が歯に吸収されるのであれば、吸収性がさらに高い口腔の粘膜にも吸収されるのではないでしょうか。これは飲み込むのと同じくらい悪いはずです。

フッ化物は危険で、飲み込まないよう警告されていますが、水道水に添加されると毒性を失うと、私たちは信じ込まされています。仮に亜鉛やヒ素が水道水に添加されていたら、わざわざそれを飲むでしょうか？

フッ化物は理論上、虫歯を減らすとして米国の公共上水道の3分の2に添加されています。米国以外では、カナダ、英国、オーストラリア、ニュージーランド、その他の数カ国に添加が広がっています。都市水道水に添加されているフッ化物の大半は、アルミニウム、セメント、鉄鋼やリン酸肥料を生産する際の副産物です。通常、フッ化物は有毒廃棄物として扱われ、処分には費用がかかります。

1930年代にアルコア社の研究者が、1ppmのフッ化物を水道水に添加すると虫歯の発生を減らせるかもしれない、と最初に提案しました。アルコア社はアルミニウムの製造過程でフッ化物を何トンもつくり出しているため、フッ化物の市場を探せば数百万ドル節約することができます。アルコア社から見れば、フッ化物が売れれば売れるほどよいわけです。

アルコア社と政府内関係者のロビー活動によって、公共水道水にフッ化物が添加されるようになり、1945年にはニューヨーク州ニューバーグとミシガン州グランドラピッズで、史上初めて、一般市民向けの〝テスト〟が行われました。フッ化物は、事前に安全性を実証する調査なしで一般市民に対して実験が行われた、歴史上初の〝薬品〟になりました。

歯のエナメル質の主成分は炭酸カルシウムです。歯がフッ素に晒されると、フッ素はエナメル質に直接吸収されてその一部になり、フッ化カルシウムが形成されます。

ジョージ・マイニー博士は「フッ化物は歯を硬くすると私たちは信じ込まさ

れてきました」と述べています。そして、フッ化物について次のように解説しています。

「フッ化物は、実際には歯を柔らかくします。水道水に高水準のフッ化物が添加されている地域で成長した人を、たくさん治療した歯科医なら誰でも、こうした人たちの歯にフッ素症が起こり、エナメル質全体に醜い茶色がかった灰色の染みがあるだけでなく、歯を削ると大半の人よりもはるかに柔らかいと証言してくれるでしょう。歯が柔らかくなる理由は、フッ化カルシウムの構造が炭酸カルシウムほど硬くないためです。フッ素で歯を処理すると、歯が柔らかくなるので虫歯になりやすいと思うかもしれませんが、そうではありません。フッ化カルシウムは、酸の攻撃に対する溶解性が炭酸カルシウムより低いため、歯垢内の細菌が生み出す酸は、エナメル質をあまり削らず、歯が腐食される量は減ります。ただし、フッ素で処理した歯は一生涯、虫歯から守られるわけではなく、多くの調査がこの保護力は10代後半にかけて消えていくことを示しています」

最近の調査では、フッ化物の虫歯予防の効果は、非常に小さいことを示しています。このため口腔衛生がよい状態であれば、十分に虫歯を予防することができ、フッ化物を使用する理由はないと考えられます。

フッ化物は極めて低量で、あらゆる生命形態に蓄積し、有毒です。フッ化物の影響をみるための二重盲検試験［＊22］によれば、水への添加水準1㎙で健康に悪影響があることが明らかになっています。最近の複数の研究では、フッ化物の消費量の増加に伴い、歯、骨、脳や甲状腺に障害が起こるリスクが高まると指摘されています。

現在の水準（米国）でも、子供の約5〜10％が歯に染みができたり、穴が開いたり、歯が弱るフッ素症の症状が出ています。フッ素症の問題は、単に審美的な面に留まらず、虫歯の増加と関連しています。したがって、水道水内のフッ化物によって虫歯が増える子供もいます。水道水内のフッ化物に、歯磨き粉や飲料、医薬品などに含まれるフッ化物も加わると、フッ素症にかかる割合は上昇する可能性があります。

フッ化物は歯の炭酸塩と置き換わり、それによって歯が脆く、弱くなるため、骨にも同じ作用があると合理的に考えることができるでしょう。一般市

＊22　試験者と被験者の両方が、割り振られた治療などの内容を知らない状態で行う検査

民に対する〝テスト〟と実験動物における試験から、この前提が正しいことが確認されています。フッ化物によって、高齢者を中心に骨折の危険性が高まるのです。

「フッ化物は筋骨格系と神経系を著しく損傷する骨の疾患、骨格フッ素症の原因となり、それによって筋肉の萎縮、関節運動の制限、脊椎変形、靭帯の硬化や神経障害が起こります」と生化学者でベストセラー作家のリタ・リー医学博士は話しています。カルシウムをサプリメントで補い、骨の健康に関する認知度を上げ、教育を行っている現在も、骨粗鬆症は増加傾向にあります。米国では、股関節の骨折率が世界で最も高くなっています。

米国農務省によると、フッ化物は全世界で、家畜に大気汚染物質以上の損害を与えています。フッ化物による農業への損害訴訟件数は、その他すべての汚染物質の合計を上回っています。

１９６０年代と70年代に、レイノルズメタル社とアルコア社が大気と水中にフッ化物を計画的に大量投棄し、北米の先住民族であるモホーク族の保留地で、深刻なフッ化物中毒が起こりました。医療ライターのジョエル・グリフィスは、この結果を次のように説明しています。

「牛は牧草地で腹ばいになってはい回り、大きなカタツムリのようにノロノロ進んでいた。骨の疾患で手足が不自由になったため立ち上がれず、牧草を食べるにはこれしか方法がなかった。発育不良の子牛を出産後、膝立ちになって死ぬ牛もいた。他の牛ははい回り続け、歯が砕けて神経が出て噛めなくなると飢えるようになった。モホーク族の子供も骨や歯に障害の兆候が現れた」

モホーク族は両社に対して訴訟を起こしましたが、最終的に、失った牛の費用をかろうじて賄える金額で示談しました。

フッ化物の問題はこれだけではありません。米国学術会議（ＮＲＣ）は3年かけて数百件のフッ化物の調査を見直しました。そして「フッ化物は特に、成長や代謝を司るホルモンを分泌する甲状腺の内分泌機能を若干変える可能性がある」と結論づけました。カンザス大学医療センターの薬理学・毒物学名誉教授で米国学術会議の議長を務めたジョン・ドゥル氏は甲状腺へのフッ化物の影響について「私は懸念している」と述べました。甲状腺機能の低下を引き起こす恐れがあるのですから、心配すべきでしょう。

また、前述のリタ・リー博士は「フッ化物はがんの原因になる可能性があります。1981年、ディーン・バーク（米国国立がん研究所の主席化学者）は議会の聴聞会で、がんによる死亡のうち、毎年4万件超はフッ化物が原因だと証言しました。これほど多く、また早くがんを引き起こす化学物質はフッ化物以外にない、と指摘しています」と述べています。この情報は、疫学的な調査や動物実験によって十分に検証・確認されています。リー博士はさらに、次のように話しています。

「ニュージャージー州保健局は、骨肉腫の危険性は水道水にフッ化物を添加している地域のほうが、していない地域の約3倍であることを発見しました。これは骨がフッ化物の標的になるからです。『Journal of Carcinogenesis』には〝フッ化物は正常な細胞をがんに変異させる力があるのみならず、他の化学物質の発がん特性を高める〟と書かれています」

「フッ化物は遺伝子を損傷します。『Mutation Research』の記事によれば、歯磨き粉のメーカー、プロクター・アンド・ギャンブル社が実施した研究によると、１ppmのフッ化物で遺伝子は損傷します。しかし、この研究結果は公表されませんでした」

「米国国立環境衛生科学研究所が出版した『Environmental and Molecular Mutagenesis（環境と分子突然変異生成）』でも、フッ化物と遺伝子の損傷を次のように関係づけています。〝培養したヒトと齧歯類《げっし》［＊23］の細胞をフッ化物に曝露した結果、染色体異常が増加し、出生異常や、正常細胞のがん細胞への突然変異が起こった〟」

これだけではありません。フッ化物はごく少量でも脳に蓄積し損傷を与え、子供の精神の発達に影響します。中国で行われた疫学的な調査では、フッ化物への大量の曝露とＩＱ低下を関連づけています。

リー博士はさらに「フッ化物は体内の１００を超える酵素にとって毒となります。体の主な結合組織であるコラーゲンを破壊し、若い年齢から皺をつくり、皮膚の老化を起こす原因となります。さらにフッ化物は、ヒトと動物に発作を引き起こします」とも述べています。

フッ化物が虫歯の発生を減らすために使われているのに、歯周病を起こし

＊23　リスやネズミなど。ここではネズミのこと

ているという説もあります。歯磨き粉、マウスウォッシュや水道水に添加されたフッ化物は、歯の上に硬いミネラル沈着物、歯石を形成します。これが歯肉の組織を悪化させて、細菌の住処となり、慢性的な炎症を起こし、歯周病につながる可能性があります。歯周病で歯を失うのであれば、虫歯を予防できても何のメリットがあるでしょう。抜ける歯がすべて虫歯ではない、というだけです。

フッ化物にはこうしたリスクが伴います。一方、メリットは、フッ化物の利用に伴うさまざまな健康リスクを相殺できるほど大きいのでしょうか。そう考えると、メリットはまったくなく、フッ化物が入った歯磨き粉や関連製品を使う必要もないと考えることができるのです。定期的に歯を磨き、毎日オイルプリングを行えば、基本的にフッ化物を添加した水や歯磨き粉は不要です。

フッ化物を含む市販の歯磨き粉やマウスウォッシュなどの商品は、簡単に排除できます。水道水にフッ化物が添加されている地域に住んでいる場合は、他の水の使用を検討したほうがよいかもしれません。ペットボトルの水を飲んでいるのであれば、信頼できる物かどうか確認しましょう。

蒸留器や逆浸透膜浄水器は異物、鉱物や毒素を除去します。しかし、除去に時間がかかるため、水を使う前に準備が必要になります。浄水器はほぼ瞬時に水を濾過できますが、製品によってはフッ化物を除去できない物もあるので、購入前に性能を確認しましょう。

生物学的歯科治療

あなたがアマルガムや根管治療した歯の除去を考えていても、それでよいかどうかよくわからない場合は、さらに調べてみることをお勧めします。

かかりつけの歯科医師とも話をしてみましょう。しかし、口腔内の健康と全身の健康の密接な関係について十分に理解していない歯科医師もいます。歯のことを、食べ物をかみ砕く役割以外は、全身の健康や幸せに関係ないかのように、体とは分離した部分として捉えています。もしそのような歯科医師がいたとしたら、米国歯科医師会と同様に、水銀や根管治療、フッ化物を無害、場合によっては有益であるという考え方をしています。

アマルガムの危険性や根管治療、フッ化物などの問題を理解している歯科医師は、患者の口腔内にアマルガムを入れることを拒否するでしょう。このような歯科医師は、患者の口の中に水銀を入れるのは倫理的に無責任であり、口は体全体の一部と考え、口や歯に対する治療は全身の健康に大きな影響を与えることを理解しています。このような歯科医師と話をすべきでしょう。

こうした考え方をしている歯科医師は、自身の治療を生物学的歯科治療と説明し、他の歯科医師の治療と区別しています。彼らは一般的に、水銀を使わず、環境に配慮し、全身の状態を考慮する歯科治療（ホリスティック歯科治療）を行う歯科医師です。

これらの歯科医師は、患者に必要以上の害を与えることなくアマルガムを安全かつ効果的に除去する方法を身に着けるために、教育や研修を続けてきました。ホリスティック歯科協会（ＨＡＤ）は、水銀を使わない歯科医師の国際組織です。ホリスティック歯科協会のウェブサイトには、会員のデータベースがあり、世界の会員を捜すことができます［＊24］。

＊24 http://holisticdental.org/

challenge

フッ化物を使わない
自家製歯磨き粉

市販されている大抵の歯磨き粉には、フッ化物や浄化剤、さまざまな化学物質が含まれています。歯を磨くために市販の歯磨き粉を使う必要はありません。歯ブラシの研磨作用だけで歯垢を十分落とせます。しかし、適切な材料でつくられた歯磨き粉は、口腔衛生に役立ちます。自分自身で歯磨き粉をフッ化物や強い浄化剤なしでつくることが可能です。市販の歯磨き粉より優れているとは言わないまでも、同じくらいよいものです。材料は以下の通りです。

- **重曹**:大さじ1
- **植物由来のグリセリン**:大さじ1
- **ペパーミント、ウインターグリーン、シナモンオイルのどれか**:2～4滴
- **キシリトール(お好みで)**:小さじ1/2

重曹が主成分で、酸を中和し、pHバランスを適切に保つ効果があります。また、穏やかな研磨剤の作用もあります。グリセリンは重曹と他の成分をまとめるベースになり、さらに重曹の塩辛く苦い味を和らげてくれます。グリセリンは健康食品店や薬局で購入できます。ペパーミント、ウインターグリーン、シナモンオイルは息を爽やかにしてくれます。クローブオイルを使ってもよいでしょう。クローブオイルは殺菌効果があって、口腔内細菌を減らすのに役立ちます。キシリトールはお好みで入れてください。甘みが加わって味がよくなると同時に、殺菌もしてくれます。

すべての材料を混ぜれば、歯磨き粉としてすぐに使えます。この量で1人が約3週間使えます。増粘剤などを使っていないため、市販の歯磨き粉とは似ておらず、液体に近いものです。虫と埃を避けるため、蓋が付いた小さなガラス瓶に入れ、薬棚に置きましょう。冷蔵庫に入れる必要はありません。

chapter

5

オイルプリングの調査と成功談

伝統医学に基づく新たなセラピー

オイルプリングは、インドのアーユルヴェーダを起源としています。2000年以上前の古典的なアーユルヴェーダの教科書［＊25］では、「オイルによるうがい（oil gargling）」を説明しています。アーユルヴェーダの医師は、口を植物油で洗うと口腔内が洗浄されるだけでなく、全身の健康を回復できることを大昔に発見しました。この方法で、口臭や頭痛などの比較的軽い症状から、喘息や糖尿病などを含む約30の疾患を治療できるとしています。

オイルで口をすすぐ手法はあまりにも簡単なため、効果に値するだけの十分な関心は集めませんでした。アーユルヴェーダも実践している医師のF・

＊25 『Charaka Samhita』『Sushrutha's Arthashastra』

カラチュ博士が、アーユルヴェーダにおける「オイルによるうがい」を研究し、方法をまとめました。そしてこれを「オイルプリング」と名付け、ウクライナで開催された会議で、がんの専門医や細菌学者のグループらに向けて公表しました。

スピーチの中でカラチュ博士は、オイルプリングの方法の概要を述べ、さまざまな疾患に対して素晴らしい治癒力を持つことを説明しました。オイルプリングの簡単な方法によって、大半の疾患は完全に治る可能性があり、有害な副作用を起こす恐れのある手術や薬品は不要だと主張しました。

口に植物油を入れて、口の中でオイルを振り回したり、歯と歯の間に吸い入れたりすることで、毒素や細菌が体から「引き出され（pull）」、自然に治癒過程が起こります。カラチュ博士は、オイルプリングで片頭痛、気管支炎、歯痛、血栓症、湿疹、潰瘍、がん、消化器疾患、心臓病、腎臓病、脳炎、麻痺、不眠症、婦人科疾患、慢性血液疾患、そして神経、胃、肺や肝臓の疾患も治療できると述べました。

このオイルプリングによって、博士は自身が15年間悩まされていた慢性血液疾患も治ったと主張しました。手足を不自由にしていた博士の関節炎も、わずか3日で治ったと言います。カラチュ博士は、私たちは本来の寿命の半分しか生きていないと語り、オイルプリングを定期的に行えば、寿命を140歳や150歳まで延ばせる可能性があるとも言っています。

カラチュ博士の説明では、インド全体で一般的に調理に使われている精製ひまわり油の使用を推奨されていますが、他のオイルを使っても構わないと述べています。カラチュ博士は、オイルが口の中で作用し、粘膜を通して血流から毒素を引き出すと考えていたようです。

カラチュ博士は、薬品、手術、放射線を使用した治療に精通している西洋医学を学んだ医師のグループに、オイルプリングの話をしました。医師たちは、この奇妙な新技術のことを聞いて、不合理だと思ったでしょう。この方法があまりにも簡単なのに、博士の主張する効果は素晴らしかったので、博士が正気かどうか疑問に思ったに違いありません。博士の話がインド、カルカッタの医学情報雑誌に、1992年に公表されなければ、私たちが現在知っているオイルプリングは、曖昧なままになっていたかもしれません。

インドのバンガロール在住の退役軍人将校、トゥマラ・コテスワラ・ラオ氏は、ホメオパシーの授業を受けていたときに、上記の記事に基づくオイルプリングのパンフレットを受け取りました。1993年1月、ラオ氏と妻はオイルプリングを始めました。「私は63歳の時に始めて、40年間、朝晩続いていたアレルギー性のくしゃみと風邪が治りました。また、喘息、不眠症、動悸、食品や香料によるアレルギー、長年の消化不良も治りました。56歳の妻は30年に及ぶ片頭痛を始め、静脈瘤、潰瘍、関節炎、高血圧などの疾患が治りました。それまで、2人ともこうした病気に苦しみ、治る希望はなく、さまざまな医療を受けても、苦痛は一時的に取り除かれるだけでした。オイルプリングは1年ちょっと続けただけで、薬を使わずに病気が治りました」とラオ氏は話しています。

オイルプリングの力に感激したラオ氏は、他の人に自分が治った話を伝え、健康を回復する手段として、オイルプリングを行うよう勧めました。「病気に苦しんでいる人にもオイルプリングを知らせたいという考えで頭がいっぱいでした」。

ラオ氏は、オイルプリングのパンフレットを配り始め、その1部を日刊紙の編集者、アンドラ・ジョティが手にしました。何人かの編集者がオイルプリングを実践して効果があることがわかり、オイルプリングについて記事を掲載しました。ラオ氏は、読者からの質問に回答することを自ら申し出ました。反応がとても好評だったことから、同誌は3年間、このテーマで週間記事の掲載を続けました。他の新聞も記事の掲載を始め、オイルプリングによる健康増進の動きが生まれました。

ラオ氏は12年間に渡って、たくさんの記事を書き、講義を1000回以上行いました。その間、オイルプリングの体験について書かれた1200通を超える手紙を受け取りました。また、個人的に自分の経験を語る人ともたくさん会いました。「みんな、医学的な治療法では治らない病気を1つ以上抱えていましたが、オイルプリングによって治りました」とラオ氏は言います。

現在も、ラオ氏はオイルプリングの価値を人々に教える活動を続けています。彼は医師でもセラピストでもありませんが、オイルプリングの力はアーユルヴェーダとホメオパシーの原理に基づいていること、またオイルプリングが体内のエネルギー・バランスを調整して治癒をもたらすと信じています。

オイルプリングには生体エネルギーがかかわっている部分もあるでしょうが、物理的な機能が関係していると、私は考えています。口腔内細菌は感染を起こし、体の化学反応を混乱させます。細菌を取り除くと、こうした症状が消えて、健康を取り戻すのです。

オイルプリングの作用の証拠

医療従事者を中心としたオイルプリングに対する批判の1つは、オイルプリングの作用に科学的な証拠がほとんどないというものです。医師は、新しい、あるいは実証されていない治療法には非常に慎重で、それが従来の医療行為に挑戦するものであれば、尚更です。融資機関や製薬会社は、自然療法の有効性を立証することに関心がありません。したがって、一般的な科学雑誌ではオイルプリングをあまり取り上げませんでした。

しかし、医学的な研究があまり実施されなかったからといって、効果が小さいということにはなりません。医師が不安視するのは、新しい治療法やセラピーが害を与える可能性です。未検査の薬品や治療手順は害を及ぼす恐れがあるため、試験が行われ、再検査され、安全性が担保されてから医師は患者に勧めたいのです。

オイルプリングは、まったく害がありません。安全性の記録は、2000年前からあるため、このような警戒は不要です。植物油で口をすすぐことで誰も死んでおらず、いかなる種類の危害も被っていません。オイルは飲み込まないので、何も体に取り込みません。オイルプリングは現在ある健康法の中で、最も利用者に負担をかけず、最も害が小さく、簡単な方法の1つです。そして最も強力で有効な健康法の1つでもあります。

オイルプリングの有効性や安全性に関するエビデンスは、たくさんあります。口は細菌の繁殖場所であるということを私たちは知っています。口腔内の細菌が体の他の部分に移動して感染を起こし、多くの感染や疾患につながることがわかっています。これを実証している医学的な研究は何百件も公表されています。また、オイルプリングは口から細菌を取り除き、体内に入り、害を及ぼす細菌の数を減らすこともわかっています。

ヒトの体には、素晴らしい自己治癒力が備わっています。オイルプリングは体に対する毒素の負荷を軽減し、免疫系がいっそう有効に働ける機会を提供します。数千人の症状が改善しているのは事実です。害がなく、有効であるなら、やらない手はありません。オイルプリングをぜひ体験して、その恩恵を受け取ってみてください。

アンドラ・ジョティの調査

オイルプリングの効果に関する最初の調査は、日刊紙の編集者アンドラ・ジョティが1996年に行ったものです。ジョティはオイルプリングを試した人に、調査への参加を呼びかけました。この治療の効果と、治癒した疾患の種類を調べることが目的でした。

回答者1041人のうち、927人（89％）は病気が1つ以上完全に治ったと報告しました。著しい改善はなかったと報告したのは、114人（11％）に過ぎませんでした。分析の結果、表に示した症状が改善されることがわかりました。

▼口腔衛生

歯は口腔内の表面積の10％を占めているに過ぎず、細菌は口腔全体に生息しています。歯磨きをやめると、残された細菌は歯や歯肉に定着します。オイルプリングは、口の中のほぼすべてを洗浄できるので、口腔全体の細菌やウイルスなどを取り除きます。

data_06

▶ アンドラ・ジョティの調査結果

疾患・症状	症例数
体、首や頭の痛み	758
アレルギーや呼吸器系の障害（喘息、気管支炎など）	191
皮膚のトラブル（色素沈着、痒み、麻疹など）	171
消化器系の障害	155
便秘	110
関節炎や関節痛	91
糖尿病	56
痔疾	27
女性ホルモン障害	21
その他（がん、ポリオ、麻痺など）	72

最も多くの人が抱えていた症状が、最も多く治癒しているという点が、この調査の注目すべき点でした。この調査では、単に「改善」だけでなく、完全な「治癒」という言葉を使った点は興味深いです。

この調査は厳格な科学的条件を用いて行われませんでしたが、それでもオイルプリングの有効性を示すものになっています。

パイオニア・マッチ・インダストリーズ社の調査

2005年にインドのパイオニア・マッチ・インダストリーズ社が工場の女性従業員を対象にオイルプリングの調査を実施しました。参加した女性従業員約150人のうち、合計144人が調査を最後まで終えました。オイルプリングとその効果を従業員に説明し、オイルを無料で配布しました。オイルプリングは毎日、朝食前に行われていました。

25日後、女性はそれぞれの結果を報告しました。具体的な病名は記載しませんでしたが、オイルプリングが各自の健康障害や症状を改善・緩和した効果を評価しました。「非常によい」「よい」「普通」「効果なし」の4段階で評価し、結果は左の表の通りでした。

合計137人（93％）が何らかの改善があったとし、81人（56％）は「よい」、または「非常によい」と回答しました。「効果なし」と答えたのは7人（5％）だけでした。この調査は25日間しか行われず、もしもっと長期間続けられていたら、もっとよい効果が出ていたかもしれません。この調査は、89％に改善がみられ、11％は明らかな改善がなかったと回答したアンドラ・ジョティの

data_07

▶ インダストリーズ社の調査結果

効果	従業員数	割合
非常によい	23人	16%
よい	58人	40%
普通	56人	39%
効果なし	7人	5%

調査結果と似ています。

この調査の参加者は、さまざまな症状が改善したと述べました。ある女性の回復は非常に特異的でした。管理職の1人で年齢は35歳、子供が2人いる女性の症例です。糖尿病を患い、過去2年、薬を服用していました。オイルプリングを始めると、血糖値が改善し始めました。20日後には薬を半分に減らしても血糖値を正常の範囲内で維持できました。これに勇気づけられた女性は、調査終了後もオイルプリングを続けました。さらに20日間行ったところで薬の服用をすべて止めました。血糖値は正常なレベルで維持され、活力が高まり、仕事の成果は改善しました。

KLESインスティテュートの調査

オイルプリングの効果に関する研究が初めて掲載された科学誌は『Journal of Oral Health and Community Dentistry』でした。H・V・アミース博士と、KLESインスティテュート・オブ・デンタル・サイエンス（インド）のグループがこの研究を行いました。

歯垢と歯肉炎に対するオイルプリングの効果の評価、および歯や歯肉への安全性の観察を目的としていました。この研究はオイルプリングと全身疾患との関係を示しているため、重要です。体内に入る微生物を減らす何らかの効果がオイルプリングにあるなら、まず口腔内の細菌数を減らし、歯垢や歯周病などの一般的な口腔内の問題によい効果が出るはずです。口腔内の細菌を減らすのであれば、オイルプリングは、口腔内の病巣感染に起因する全身症状に影響を与えられるというエビデンスになります。

大学で理学療法を学ぶ学生10人（19〜21歳）が被験者として調査に参加しました。先入観が生じる可能性を避けるため、被実験者には研究の目的を伝えないブラインドテスト（盲検試験）として行われました。すべての被験者は、ある程度の歯肉炎にかかっていました。歯垢がやや付いていましたが、全身性疾患はなく、薬は服用していませんでした。オイルプリングに加えて、自宅でこれまで通り口腔ケアは続けるよう指示されました。オイルプリングは毎朝1回、45日間実施され、調査期間中は歯垢の程度と歯肉炎の重症度が定期的に調べられました。

被験者は、スプーンで精製ひまわり油10〜15mL［＊26］を口に入れて、8〜10分間、歯の間で動かしてから吐き出すよう指示されました。

45日後に、歯や口腔内の軟部組織に有害な反応は見られず、この方法が体に悪影響を与えないことがわかりました。歯垢の形成は著しく減り、大半は調査の後半に減少し、長く続けるほど、よい効果が出ることを示しています。歯肉炎もすべての被験者で大幅に軽減され、半分以下になりました。研究者はこの変化を「極めて」有意と評価し、この調査でオイルプリングは口腔内にプラスであることが「証明された」と述べました。

マウスウォッシュは歯垢を20〜26％減らし、歯肉炎を約13％減らすことがわかっています。歯磨きでは歯垢が11〜27％、歯肉炎は8〜23％減少します。オイルプリングの結果は、どちらも上回っています。この調査では、オイルプリングによって歯垢が18〜30％、また歯肉炎はなんと52〜60％減りました。オイルプリングによる歯垢の減少率は、殺菌性のマウスウォッシュや歯磨きを若干上回っただけでしたが、歯肉炎には2〜7倍の効果がありました。したがって、オイルプリングによる口腔洗浄の効果は、歯磨きやマウスウォッ

＊26　小さじ2〜3杯。小さじ1杯は5mL

シュを上回っていると考えられます。
ただし、オイルプリングによって歯垢や歯肉炎は軽減する可能性がありますが、歯磨きの代わりに利用すべきではない点には留意してください。オイルプリングは、日常の口腔ケアにプラスとなる健康法なのです。

data_08

▶ 歯垢と歯肉炎の減少の比較

方法	歯垢	歯肉炎
歯磨き	11〜27%	8〜23%
マウスウォッシュ（殺菌性）	20〜26%	13%
オイルプリング	18〜30%	52〜60%

公表された他の調査

オイルプリングの研究活動は、オイルプリングの人気が極めて高いインドで最も多く行われています。歯垢や歯肉炎を減らすには、症状の原因菌を減らす必要があります。これが次に紹介する研究の焦点でした。

インド・チェンナイにあるミーナクシ・アマル歯科大学で、研究者はオイルプリングが歯垢や虫歯の主な原因菌、ミュータンス連鎖球菌に与える影響を明らかにすることにしました。10人の被験者に毎朝、歯磨きの前にオイルプリングを10分行うよう指導しました。歯垢と唾液内のミュータンス連鎖球菌数を、24時間、48時間、1週間、2週間後にそれぞれ測定しました。

研究者はオイルプリングが連鎖球菌の数に大きく影響することを発見し、「この研究では、オイルプリング後に歯垢と唾液内のミュータンス連鎖球菌数が明らかに減少した」と述べ、オイルプリングは口腔内の健康を維持する有効な方法であると指摘しました。

研究者はオイルプリングがどのように作用したのか、正確にはわからないと認めていますが、オイルの粘性が細菌の付着や歯垢の形成を抑制するか、あるいは手を洗うときの石鹸と水のように、オイルと唾液が混ざって乳化したものが、洗剤のような働きをして細菌を排除した可能性がある、と指摘しました。

同じような調査がインドのVHNSN大学で行われました。この調査ではオイルプリングがミュータンス連鎖球菌と好酸性乳酸菌に与える効果が明らかになりました。虫歯がある10人の被験者が選ばれ、オイルプリング前後の菌数を測定しました。毎日オイルプリングを40日間行った後、参加者の口腔内の細菌総数は最大33％減少しました。

研究者はオイルプリングには「細菌の繁殖と付着を減らす効果がある」と結論付けました。この研究者も、オイルプリングが口腔内の健康を維持するのに有効な方法だと勧めました。

ミーナクシ・アマル歯科大学で実施された別の調査では、オイルプリングが13～19歳男子の歯垢と唾液内のミュータンス連鎖球菌に与える影響を評価しました。それ以前の調査と同様、研究者は「オイルプリング後には、歯垢と唾液内のミュータンス連鎖球菌数は明らかに減少した」と結論付けました。研究者はオイルプリングがこの成果を出した正確な理由はわかりませんでしたが、おそらくオイルが細菌の付着と歯垢の共凝集［＊27］を抑制すると理論づけました。

もう1つの可能性として、脂肪の鹼化［＊28］が作用しているのではないかとも指摘しました。オイルが重炭酸塩などの唾液のアルカリ物質に作用すると、石鹸の生産過程が始まります。石鹸は活性のある乳化剤なので、良質の洗浄剤です。乳化は植物油などの不溶性脂肪が小さく分解されて、水中に分散する過程です。乳化によってオイルの表面積が大きく広がり、洗浄作用が高まる、という理論です。

現在もオイルプリングの人気は高く、今後もさらに多くの研究が世界中の医学雑誌や歯学雑誌に登場してくるでしょう。そしてそれらの研究は、オイルプリングの効果についてさらなるエビデンスを提供してくれるでしょう。

＊27　細菌と歯垢が集合体を形成すること

＊28　石鹸がつくられる過程と同様の化学変化

オイルプリングの成功談

オイルプリングの効果について最も説得力があり、オイルプリングを始める動機となるものは、実際に行った人たちの証言でしょう。最も早く現れる成果は、口腔内の健康状態の改善です。

以降の証言は、オイルプリングが起こしたたくさんの奇跡の一部です[＊29]。

口腔内の健康

先週の土曜日、抗生物質を使う代わりに、オイルプリングをやってみようと決めました。1年前に入れた冠の具合がよくなくて、顎

＊29　本書の成功談に掲載したソレーナ、ペギー、ページ、ダイアン、ポール、ジェニー、マーク、ダン、バレリー、シルビア、マヤ、A・R、アーリーン、エンジェル、テイラー、アリス、ローラ、ウィリア、アネットの証言は、アース・クリニックのウェブサイト（http://www.earthclinic.com/）から引用している。

骨が炎症していました。顔はシマリスみたいに腫れていて、とても痛みがありました。土曜に2回、日曜は3回行い、それ以降は1日3回、オイルプリングをしています。月曜の朝までに顎は正常な状態に戻って、数カ月ぶりに炎症していた側で噛めました。骨にはまだしこりがありますが、痛みはありません。言われているような他の効果があるかどうかわかりませんが、私の炎症は消えました。

――テレサ

歯が白くなって、舌はこれまででいちばん健康的なピンク色になっています。さらに、食べ物が前よりスムーズに消化できるようです。朝のオイルプリングの後と夜寝る直前に、正常な排泄があります。オイルプリングは朝起きたらすぐに、20分間、空腹時に行っています。――C.W.

下手な歯医者さんで歯を痛めた状態から、すぐ解放されました。

どうして効果があるのか説明できませんが、よく眠れるようにもなりました。最初にエキストラバージンオリーブオイルを使って、次はごま油を使いました。初めてオイルプリングをしたときに、まず歯痛が止まりました。それまでは金属のひどい味が口の中でしていたのですが、それがなくなり、オイルが毒素を取り出したとわかりました。また、最初の2日間は弱って、動けなくなりましたが、その後はとても元気です！——ソレーナ

オイルプリングは1カ月ほどしていて、低温圧搾されたくるみ油を使っています。半年に1回受けている検診と、口腔洗浄のために歯医者さんに行きました。歯科衛生士と歯医者さん両方から私の歯肉がとても健康的になったと言われました。先生は「何をやっているにしても、効果は出ています」と言いました。以前は歯肉から出血していましたが、出血しなくなりました。——ペギー

歯痛があって、熱い物、甘い物、冷たい物などにとても敏感だったので、口の右側では噛めませんでした。根管治療がまた必要なのかと強く思っていました。けれども、オイルプリングを初めて2日目に、口の右側全体が敏感な状態ではなくなっていました。3日目から、右側で慎重にではありますが、噛めるようになっていました。今は3週間経って、右側も左側と同じように噛めています。痛みはなく、過敏でもありません。そして、以前より歯が安定している感じがして、ぐらつく感じはなくなりました。——ページ

オイルプリングは1日に2回、約1カ月続けていて、歯肉がとてもよい状態になりました。根管治療を受けた歯が2本ありますが、前回、歯医者さんに行った際、その2本を修正するために3本目も治療したいと言われました。歯肉には強い痛みがあって、膿瘍によって耐え難い痛みが起こっていました。顎は大きく腫れて、常に痛みがありました。

ひまわり油でオイルプリングを始めて、3日目には痛みがとても軽減されたことに気がつきました。1週間で痛みは消えて、膿瘍は完全になくなっていました。ひまわり油が切れてしまい、今はエキストラバージンココナッツオイルを使っています。歯肉は健康的なピンク色になって、もう後退していません。ぐらぐらしている歯があり、抜く必要がありましたが、歯の周りの歯肉が引き締まって、もうぐらつかなくなりました。皮膚がなめらかになって、悩まされていた耳の痛みもなくなりました。——ダイアン

感染

今朝、初めてオイルプリングをやって、口腔カンジダ症に素晴らしい効果がありました。それだけでなく、歯肉からの出血もほとんど止まりました。さまざまな薬を使ってきましたが、症状は悪化するばかりで、歯医者さんは困っていました。オイルプリングを1回(最初なので5分しかしませんでした)しただけで大半の斑点は消えて、

残っているのは舌の裏側の厚い部分だけです。これは本当に素晴らしいです。――ポール

約8カ月前に、親知らずがとても痛くなって、しゃべることがほとんどできず、食べることもできませんでした。歯医者さんからは口腔外科に行って抜いてもらうよう言われ、口腔外科医には「歯が歯肉からあまり出ていないから抜けないので、かかりつけの歯科医に行くように」と言われました!

こうした馬鹿げた状態が2週間続いたとき、友人からオイルプリングを試してみるよう言われました。始めて4日目から結果が出始めました。歯の痛みがかなり治まって、きれいになった感じがしました。それ以降、かかりつけの歯医者さんにも、他の医師のところにも行っていません。今年は風邪も引いていません。以前は季節が変わると、2、3カ月ごとに風邪を引いたり、熱を出したり、鼻炎になったり、とにかくあらゆるものにかかっていましたが、今年は

大丈夫でした。2週間前、喉が痛みましたが、2日間だけで、もう治っています。顔の色が明るくなって、元気にもなりました。オイルプリングは問題がある人、ない人、誰にでもお勧めできます。本当に素晴らしいです。——ジェニー

小さい頃からヘルペスに悩まされていて、風邪や口内炎によくかかっていました。オイルプリングをしている今は、水疱ができても、翌朝には消えています。先日、これまでいちばん小さいヘルペスの水疱、ほとんど見えないくらいのものが口の横にできて、それがオイルプリングを始めてからちょうど3日で消えました。オイルプリングをしないと、水疱は増えて、治るまでに通常約2週間かかります。——ページ

アレルギーと喘息

去年はアレルギーのために仕事を何週間も休みました。オイルプ

リングを始めてから、毒素が体から離れていくのが本当にわかります。始めて2週間後にはアレルギーが治って、素晴らしい気分です。

――マーク

生理が始まった11歳の頃から、アレルギーと喘息に苦しんできました。毎月3～4日つらい状態が続きました。45年間、これを治すためにさまざまな種類の治療や薬剤の処方を受けましたが、治りませんでした。オイルプリングを始めて2カ月後、少し重症になりましたが、好転反応だと考えて、反応がすべて消えれば完全に治ると自分自身を元気づけていました。この反応は約2カ月続きました。今はオイルプリングを始めて9カ月経ち、とても健康になりました。喘息は消えて、関節や体の痛みはなく、皮膚の吹き出物やシミもなくなり、代わりに肌はこれまでになく輝いて、消化機能が改善し、アレルギーが起きる心配をせずに何でも食べられるようになりました。――V・L

約2週間前にオイルプリングを始めました。それまでは、1日2回、喘息治療用の吸入器を使っていました。私の話をどう捉えていただいても構いませんが、私が言えるのは、翌日には吸入器を使う必要がなくなったということです。それまで、たんをすぐ吐き出すようなことはありませんでしたが、咳によってたんが出るようになりました。もう1つ、以前の私は胸部に圧迫感があり、状態が悪くなると吸入器を使っていました。今は圧迫感があると、その後約3時間、咳がゆっくり出始め、たんが出て胸がすっきりします。

胸に圧迫感が生じた後、何もしないでその状態が消えたことはこれまでまったくありませんでした。症状を緩和するには薬が必ず必要でした。その間、大抵、鼻が詰まっていました。オイルプリングを始めて以来、鼻詰まりはありません。これはオイルプリングの効果に違いないでしょう。——ダン

鼻の疾患

鼻が詰まってしまうので、天井に扇風機が付いている部屋や屋外では寝られませんでした。冷水のお風呂も駄目でした。オイルプリングを始めた後は、高速の扇風機の真下でも、難なく寝られるようになりました。時々起こっていた喘息様発作や好酸球増加症［＊30］も出なくなりました。3～4年続いていた左膝と右くるぶしの痛みも消えました。頭に5年前からあった発疹がなくなって、20年来の痔も奇跡的に消えました。――T・R

オイルプリングを始めて12日、ココナッツオイルを使い始めてからは10日目です。結果に興奮しています。始めて2日目に鼻水が出始めて、その2日後にはたんが出始めました。また眠りが深くなって、元気になりました。もちろん口と歯はとてもよい感じです。ココナッツオイルはオイルプリングに使うほか、1日に約3回飲んで

＊30　呼吸器疾患やアレルギー疾患などで起こる血液の症状

います。本当に驚異的です。――バレリー

オイルプリングを2週間前に始めました。結果は驚くべきもので、最初の数日間でたんがたくさん増えて、それを出し切った後、鼻の病気が治りました。鼻用の薬はもう使っていません。歯は白くなり、歯磨きをしても歯肉から出血しなくなりました。――シルビア

横になって呼吸をすると、常にゼーゼー音がしていたのが止まりました。よく眠れるようにもなったと思います。肺が詰まっている感じがしなくなり、咳の発作も止まりました。20数年間ヘビースモーカーで、18年前に禁煙したのですが、喫煙が肺の症状の原因でしょう。――ページ

消化

82歳で、過去40年、便秘と痔に苦しんできました。多くの医者を

訪ねて、薬をたくさんもらいましたが、症状は一時的にしか緩和しませんでした。オイルプリングを始めて2週間経たないうちに、症状が軽減し始めました。排便に伴う痛みはなく、炎症や痔が小さくなって、排便が楽になりました。夜は穏やかに眠れています。消化不良、食欲不振がなくなりました。数十年来の痛みがオイルプリングをしただけで消えました。――N・R

以前、左心不全になったのですが、オイルプリングを始めて15日後に症状の改善が感じられて、それを心エコー図で確認できました。また30年間、消化性潰瘍(十二指腸潰瘍)を患っていましたが、オイルプリングで奇跡的に症状が緩和し、制酸薬の利用をやめました。口内炎、舌炎、胸や首の皮膚の痒み、皮膚のシミなどの症状も消えました。オイルプリング後は手掌の色が赤みを帯びて、血色がよくなりました。そこでヘモグロビン量の検査を受けたところ、血中のヘモグロビン含有量が2カ月間で11gから12・4gに増えていました。

――N・ランガ・ラオ医師（外科医）

糖尿病

体重は90kgで、足は歪んで弱っています。足には炎症があって、歩くと膿がよく出ていました。オイルプリングと散歩を毎日したことで体が強くなり、階段も難なく上ることができるようになりました。オイルプリングによって血糖値が徐々に下がり、糖尿病が治りました。皮膚が明るく輝くようになり、体のシミは消えました。体は強く、歯がしっかりとして、歯肉は健康になりました。髪はまた黒くなって、白髪が出なくなりました。――A・U

74歳という高齢では、どのような治療法でも奇跡的な成果を期待するのは筋違いでしょう。けれども、オイルプリングによって私が体験したことは、ほとんど奇跡で信じがたいものだと言わざるを得ません。13年間、糖尿病を患っていましたが、今では薬は飲んでい

ません。血糖値は正常です。ビタミン類を含めすべての薬の服用を止めました。——S・B

関節痛・関節炎

膝の関節炎をここ10年患っていて、20年来腰に痛みがありました。対症療法の薬をいくつか試して、症状は一時的に緩和していました。オイルプリングを始めて、奇跡的な変化が起こりました。5日経たないうちに膝の関節炎と腰痛は完全に治りました。本当に信じられません。——S・J・G

昨日やってみたばかりですが、結果があまりにも早く出るのに驚きました！ 活動的な生活習慣のため、膝が故障していて、若くはないので簡単には治りません。もう何週間も膝が痛い状態でした。けれども昨日、オイルプリングを初めてやってみると、結果がすぐに出ました。膝が軽くなって、スクワットが難なくできました。疑い深いので、膝の柔軟性が改善したのは、他の健康法の効果だと考えようとしていました。しかし、関節炎になっていた母も昨晩オイルプリングをやってみると、関節の状態がはるかによい感じだと言いました。――マヤ

現在71歳で、12歳の頃から首に痛みがありました。31年間枕は使っていません。オイルプリングを始めて、最初の週に首の痛みが止まり、枕を使って寝ました。2週間目には40年間使っていた「あんか」を使うのを止めました。――A・R

オイルプリングを始めて約2週間になり、いちばんよかったのは両膝の痛みが完全に消えたことです。座っていた状態から立ち上がって歩き始めるとき、足が痛くありません。足に強い痛みがあるという従業員の1人に勧めたところ、わずか数日で非常によくなったと報告してくれました。これからずっと続けます。シャワーを浴

びているときに、オイルプリングをするのが朝の決まりごとになっています。肌がとてもきれいになりました。――デビー

この10年、背中に痛みがあって、この間ずっと何人かの医師の治療を受けて、牽引もかなり長時間行いましたが、まったく改善しませんでした。毎日、鎮痛薬を飲まずにベッドに入ることはありませんでした。

精製ひまわり油でオイルプリングを始めて、15日経たないうちに症状の改善が感じられて、痛みは3カ月以内にほとんど消えました。始めてから6カ月目で、痛みは90％軽減されました。今は背中の痛みに加えて首と脇の下の痛みも消えました。背中の痛み用の薬は、もう服用していません。――V・プラハッカー博士

皮膚・肌

毎朝1回、エキストラバージンココナッツオイルでオイルプリン

グをしています。歯が白くなり、歯肉が引き締まって、顔の皮膚はなめらかになり、ニキビが減って、いちばん不思議なのは子供の頃から20年間腕にあったシミが3週間経たないうちに消えました。オイルプリングの信奉者です。——S・H

オイルプリングを始めて以来、顔に吹き出物が出なくなりました。素晴らしいです！　顔は本当によい感じです。私にとってこれだけで続けるのに十分で、さらに歯が白くなったと褒められました。オイルプリングが大好きです！——J・L

79歳の元教師です。左足に湿疹が30年間あります。さまざまな治療を受けましたが、湿疹は治りませんでした。また右手人差し指にも湿疹が10年間ありました。腰痛も数年間、抱えていました。オイルプリングをこの1年8カ月、1日に1回行って、腰痛は完全になくなりました。右手人差し指の湿疹も治りました。左足の湿疹は治

りつつあり、時々少し痒みがありますが、これも消えると思っています。治ることがとにかく驚きです。――C・V・R

オイルプリングにどのような効果があるのか見るため3カ月前から始めました。すぐに歯が前より白くなりました。1週間経たないうちに舌と歯肉のピンク色が濃くて、より健康的に見えるようになりました。舌は何年も白っぽい膜で覆われていましたが、オイルプリングを続けていくうちに、膜は減っていきました。関節の硬さが消えて、MSMグルコサミン［＊31］を飲む必要がなくなり、足のこりを取るために使っていたマッサージ器も不要になりました。老婆のような歩き方になり始めていたので、それが治ってとてもよかったです。

また全身の肌が柔らかく、滑らかになりました。何十年も毛孔性苔癬を患い、腕や頬全体に小さないぼができていました。そのほとんどが消えて、人目を気にせずノースリーブが着られるようになり

＊31　有機イオウ化合物の一種であるメチルスルフォニルメタン（MSM）を配合したグルコサミン。

ました。

妹の家を3週間訪ねたとき、朝起きたらすぐ話ができるようにオイルプリングの時間を毎朝10分に縮めました。そうすると、いぼがまた出るようになったので、20分に戻したら、消えました。私の肌がきれいになった理由がオイルプリングであることが、これではっきりしました。——K・P

睡眠・活力・減量

オイルプリングを始めて4日目で、口の中はこれまでで最もきれいになり、歯が白くなっています。よく眠れるようになり、朝起きると元気です。——H・D

オイルプリングを始めて以来、代謝が上がり、歯がしっかりして、体重は約5・5kg減りました。以前よりはるかに元気で、歯は白くなっているようです。頭がすっきりしています。体重が減ったこと

が私にとっていちばんよかったです。——アーリーン

最初にごま油、次にひまわり油、そして現在はエキストラバージンココナッツオイルを使っています。ココナッツオイルがいちばん好きです。身長は158㎝で、通常、体重は51㎏で安定していますが、ここ数カ月で約5㎏減りました。——ペギー

始めてまだ1週間経っていませんが、朝食前に1回しています。今朝、体重計に乗ると1・5㎏減っていました。体重が重すぎるので、これは大歓迎です。——ヴェラ

3カ月以上も副鼻腔炎にかかっていて、1日を何とか乗り切るために、薬を毎日飲んでいました。オイルプリングを1回したら鼻水がすぐに出てきました。その日に薬を止めて、オイルプリングを続けていると毎日たんが出ました。歯や歯肉、舌は今まででいちばん

きれいになりました。驚いたのは、朝でも活力が急上昇します（カフェインなしでこれほど元気になれたのは20年以上ぶりです）。カフェイン、砂糖や塩分が欲しくなくなりました。ゆっくり眠れて、あまりたくさん眠らなくても大丈夫になりました。肌は赤ちゃんのようになめらかです。強力な栄養ドリンクが大好きで、1日最低3本飲んでいましたが、オイルプリングを始めてからは、まったく飲んでいません。——エンジェル

ホルモンバランス

生理中はホルモンの状態が変わるため、大抵、顎と頬の部分にニキビができます。けれども、この2カ月間オイルプリングをしていて、顔に何も出てきていません！——N・K

最初に聞いたとき、オイルプリングは変なものだと思いましたが、医師の友人がオイルプリングを始めたとメールをくれて、それで自

分でもやってみようと思いました。オイルプリングを始めて、やめるつもりはありません。睡眠や気分の転換になって、不安が減り、他にもいろいろよい点があります。——エレン

オイルプリングを1カ月しています。ホルモンバランスの問題を解決するという話は知っていましたが、私の激しい生理痛が治るとは思っていませんでした。けれども、始めて1カ月経って、生理痛や他の月経前症候群（PMS）と関連した問題はほとんど消えました。何年かぶりに生理の1日目を、ひどい痛みでかがみ込むことなく、普通の日と同じように過ごすことができました。肌もきれいになりました。妹がオイルプリングを始めて、1週間後に同じ結果が出ました！——テイラー

オイルプリングを始めて2カ月強になります。月経前症候群、腹痛が今ではほとんどなくなりました！　これまでは鎮痛剤に頼って

いましたが、服用しなくても済むようになりました。鼓腸［＊32］もありません。腸のガスもほとんどなくなりました。朝、強い疲労感があったのが消えました。オイルプリングは最も素晴らしいものの1つです。みんながオイルプリングのことを知るようになればよいと思います。――アリス

生理不順で、生理期間中は暗く沈んでいました。月経周期は2〜3カ月に1度で、ホルモンバランスが崩れていました。オイルプリングを1カ月すると、周期は6週間になって、こんなことは何年もありませんでした。翌月は正確に28日後でした。それ以降の4カ月間、周期は正常です。血液も暗赤色ではなくきれいな色になり、血の塊がなくなりました。――ララ

頭痛

何年間も片頭痛に悩まされていて、片頭痛が出ると、数日間続い

＊32　腹部にガスが溜まった状態

ていました。何をしても、長い間、片頭痛を抑えることはできませんでした。ようやく片頭痛がなくなると、また次の片頭痛が必ずやってきました。オイルプリングはわずか10分で、私の片頭痛をやっつけてくれました！——E・A

線維筋痛症

オイルプリングを試して、私の線維筋痛症に素晴らしい効果がありました。小さじ2杯のオイルを15分間、口に含んで動かして吐き出し、歯を磨いてから水を2杯飲みました。顎関節症で、顎が痛いので15分間できないのではないかと思いましたが、2分半が過ぎると痛みは消えていました。体のこわばり、痛みや苦痛は15分経たないうちになくなっていました。1991年以来、線維筋痛症を患っていて、症状がすぐに緩和したのはこれだけです。——ウィラ

さまざまな症状

オイルプリングは2カ月間、1日に1~2回しています。いくつか効果がありました。デンタルフロスを使うと歯肉から出血していたのが、すぐに出血しなくなりました。歯が歯肉にしっかり固定された感じになって、白くなりました。1カ月後には、首と胸の皮膚の状態が改善し、なめらかで弾力性を持つようになりました（小さないぼが消えました）。体にいくつかあったほくろは小さくなっています。朝の口臭が改善しました。カフェインに対する中毒症状が消えて、関節の動きがよくなりました。25年前、車のドアで指を挟んで、爪がつぶれてその後生えてこなくなっていたのが、ほとんど元の状態に戻りました。定期的にオイルプリングを行って、2カ月後にはふけが出なくなりました。——アネット

chapter

6

オイルプリングの基本的な練習

きちんとケアをすれば、歯は一生涯使えるものです。私たちは子供の頃から、口腔衛生の重要性を教えられて、毎日歯を磨いたり、デンタルフロスを使うように指導されてきました。しかし、多くの人は口腔内の健康が全身の健康にとって、どれほど重要なのか想像したことはないでしょう。

歯を磨き、デンタルフロスを使い、定期的に歯科医院を訪れていても、私たちの口腔内の健康状態は、全体的にはよくありません。明るい笑顔、歯並びのよい白い歯は手に入りますが、それらの見た目は、実際の状態を表していないかもしれません。現代の歯科医学によって私たちの口は、一見すると健康的に見えるかもしれませんが、真珠のような白い歯の後ろに、「有毒なゴミ捨て場」が隠れている可能性があります。

米国の統計によると、17歳までに約60％の人に歯周病の初期の徴候が見られ、50歳までに人口の約80％が歯周病にかかり、その半分は重症です。世界全体では約90％の人が歯周病にかかっています。大抵の人は口腔衛生の状態が悪く、65歳までに3人に1人は健康な歯をすべて失っています。あなたは65歳になったときに歯が何本残っているでしょうか？　どれほど手入れしても、歯がどれほどきれいに見えても、歯周病か虫歯になっている可能性があるのです。

根管治療が必要な歯や歯周膿瘍がなくても、感染は体に広がります。口腔内細菌は、歯磨きを含め、どのような種類の歯科的な処置を行っても、すべてなくなることはなく、体に広がる可能性があります。歯肉が腫れると、簡単に出血します。柔らかい歯ブラシの毛でも歯肉の細い血管が破れて、細菌が血流に入る入口となってしまいます。

歯磨きを始めとした口腔ケアの伝統的な方法では、口腔内の健康を保つのに不十分であることが確認されています。歯周病の発生率が高く（90％）、口と関係した全身性疾患（心臓病、関節炎、喘息など）が現在も増加傾向にあることがこれを裏付けています。オイルプリングを行って、細菌数を減らし、口腔内と全身の健康を改善していきましょう。

オイルプリングの手順

オイルプリングは非常に簡単で、スプーン1杯の植物油を口に含んで、口の中をすすぐだけです。オイルは、ココナッツオイルを使うことをお勧めします。使う量は小さじ2〜3杯［＊33］ですが、自分が楽な量にしてください。大抵の人にとって小さじ3杯（大さじ1杯）は多すぎで、2杯がほぼ適量でしょう。唾液を分泌する余地を残しておくため、オイルはたくさん口に入れないようにします。

唇は閉じたまま、オイルを口の中で動かします。オイルは吸い込み、押し出し、歯や口の中のすべての表面に行き渡らせます。リラックスした状態でオイルと唾液を合計15〜20分間ずっと動かし続けます。時間が長いと思われるかもしれませんが、他のことをしながらであれば、それほど長いとは感じ

＊33　小さじ1杯は5mL。大さじ1杯は15mL

ないはずです。時間が長いほど、効果があります。20分間きちんと行うと、特定の健康障害が消えて、時間を10分未満にすると問題が残ることがわかった事例もありました。

注意点があります。オイルでうがいはしないでください。うがいによってオイルを少し飲んでしまい、咽頭反射が起こって、すべて吐き出すようなことになりかねません。

また、オイルは飲み込んではいけません。細菌や毒素で一杯です。胃の中に入れないようにしましょう。オイルプリングの最中、うっかり少し飲んでしまっても、心配はいりません。それで深刻なダメージを受けることはありません。ですが、できる限り飲み込まないようにしてください。オイルを口の中で動かしていると、唾液が分泌されます。唾液はオイルと混ざり、オイルをほとんど乳化させ、混ざった液体はココナッツオイルの場合、乳白色になります。乳白色にならなければ、口の中で十分「動かして」いないことになります。一般的に、頑張って動かすと数分で色が変わります。

喉の奥にたんが出てくるかもしれません。喉が詰まってしまわないよう、必要であればオイルを吐き出して、たんを取り除きましょう。それからまた新しいオイルを一口分含んで、続けましょう。最初からやり直す必要はなく、合計で約20分行いましょう。

唾液が増えてくると、時間が経つ前に口の中が一杯になってしまうかもしれません。すべて吐き出して、またスプーン1杯のオイルを口に入れるか、一部を吐き出して、残りで続けても構いません。どちらにせよ、合計15~20分間、オイルを口の中に入れておきます。人によっては20分経つ前にオイルを1回、あるいは2回吐き出す必要があるでしょうが、それでも問題ありません。

オイルはゴミ箱かポリ袋に吐き出しましょう。流しやトイレに吐き出すことはお勧めしません。排水口がいずれ詰まってしまう可能性があるからです。吐き出した後は、水で口を十分洗い流し、残っているオイルをすべて取り除きましょう。おそらく口と喉がとても渇いているでしょうから、水を飲んでください。

オイルプリングは、1日の中のどの時間に行っても構いません。通常は、最低1日1回、朝食前に行います。特に、始めたばかりの頃は空腹時に行うとよいでしょう。オイルの味や感触が苦手で、口に入れるのが大変な人もいるかもしれません。口の中で動かしていると、吐き気、むかつきを感じることがあります。場合によっては吐いてしまうことがあるかもしれませんが、そのような人はお腹が一杯の状態では行わないほうがよいでしょう。数日間行うとオイルに慣れて、問題なくできるようになります。

オイルプリングを推奨している文献では、大抵は食事前か空腹時（食後最低3～4時間後）に行うよう書かれています。新しく始める人にとって、これは大切です。慣れて楽にできるようになったら、食後でもいつでもできます。食後すぐを勧められていないのは、おそらく吐き気を催す可能性があるからです。もう1つの理由は、細菌数は食事の前がいちばん多く、食後はもっとも少ないからです。食事をすると大半の細菌は食べ物と一緒に飲み込まれてしまいます。食事前にオイルプリングを行うと、より多くの細菌を口腔内から除去できます。

オイルプリングの前に、水を少し飲んでも構いません。特にドライマウスや脱水状態と感じられる場合は、水を飲むことをお勧めします。唾液を分泌するには十分な水分を摂取している必要があり、唾液はオイルプリングの過程で欠かせません。唾液は、細菌を除去して、pHを調整する助けになります。

以上をまとめると、オイルプリングの手順は次の通りです。

data_09

▶ オイルプリングの手順

- 空腹時に始めて、前もって水を飲んでも構いません。むしろ飲むことを勧めます。
- 小さじ2〜3杯（大さじ約1杯）のココナッツオイルを口に入れます。
- オイルを歯や歯肉の間に吸い入れたり、押し出したりして動かします。
- 口の中の液体が乳白色になります。
- オイルを口の中で15〜20分間動かし続けます。
- オイルをゴミ箱に捨てます。
- 口をすすぎ、水を飲みます。
- この手順を最低1日1回行います。

オイルプリングを毎日同じ時間（通常は朝起きてすぐ、朝食前）に行う習慣をつけましょう。オイルプリングをしている間、時間を有効活用するため、服を着たり、シャワーを浴びたり、ひげを剃ったり、お化粧をしたり、朝食をつくったり、新聞を読んだりなど、他のことを一緒にして構いません。

口腔内感染や、重い健康障害がある場合は、改善を早めるために1日2、3回、あるいはそれ以上行っても大丈夫です。食事前が最適なのは、オイルプリングをすることを忘れないためでもあります。

最初、ココナッツオイルの味に馴染めない場合は、シナモンやペパーミントのオイルを数滴加えるとよいでしょう。息を爽やかにする効果もあります。オイルプリングに慣れてきたら、味を付けずに行うことができるでしょう。

最初は、20分間ずっとオイルを動かすのは難しいかもしれません。私が最初に始めた頃は、オイルを口から出してしまったことが何度かありました。唾液が混ざったオイルが喉の奥を流れて、咳込んだり、くしゃみが出たり、ゴミ箱を見つける前に吐き出してしまいました。こうなると汚くなってしまいます。急いで吐き出したいときのために、近くにコップかゴミ箱を用意しておくことを学習しました。今ではオイルを口に含んでいる状態に慣れて、オイルを口に入れたまま咳払いやくしゃみもできます。

子供は5歳から始められます。年齢によって小さじ1～2杯か、楽に口に入れられる量を使います。子供が集中できる時間は短いので、小さい子供は3～5分にしましょう。味付きのオイルを使えばやりやすくなるでしょう。オイルを飲み込まず、吐き出すよう注意しましょう。味付きのオイルの場合は飲み込みたい気持ちになってしまいます。

軽い症状であれば、数日でよい結果が出ると報告されています。重い症状の場合は数カ月、あるいは1年以上かかることもあるでしょう。

data_10

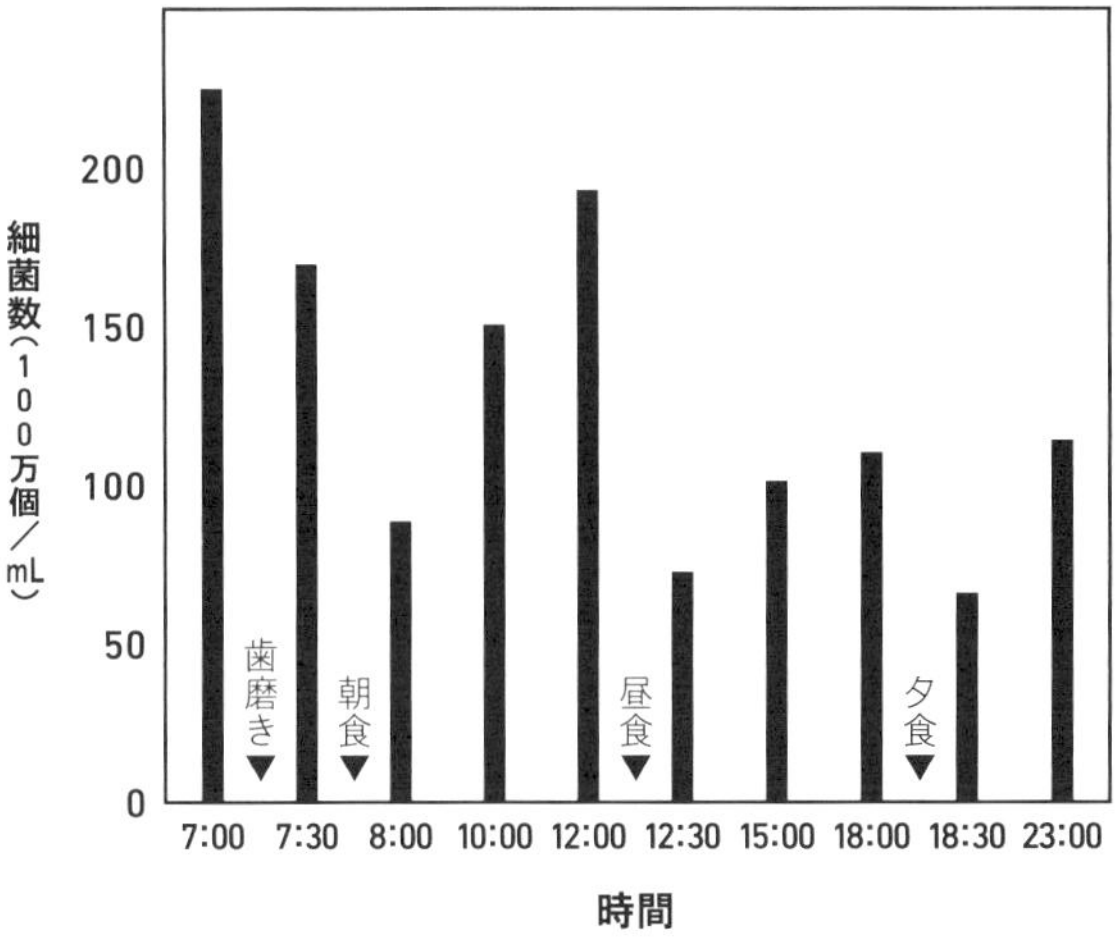

▶ 1日の口腔内細菌数の変化

食事中、細菌は食べ物と唾液に集まり、最終的に飲み込まれます。細菌数が最も多いのは朝食前です。歯磨きは細菌の除去にあまり効果がありません。歯は口腔内の面積の10%を占めているに過ぎず、歯を完全にきれいにしても、口腔内の90%は汚いままです。歯磨きの後(7:30)も細菌数は依然多く、朝食後から正午にかけて、細菌数は朝食前とほぼ同じ水準まで増加します。最も少ないのは夕食時です。そして、寝ている間は細菌が絶え間なく増えるチャンスです。睡眠中は唾液が出ないため、さらに増加します。

そのため、朝一番にオイルプリングを行うことが重要になります。食事前のオイルプリングによって細菌数を最も排除でき、食べ物とともに飲み込む細菌の量が減ります。

出典：Slanetz, L.W. and Brown, E.A. Studies on the numbers of bacteria in the mouth and their reduction by the use of oral antiseptics. J Dent Res 1949;28:313-323.

オイルプリングに最適なオイル

カラチュ博士は、オイルプリングで最適なオイルを精製ひまわり油と言っています。アーユルヴェーダの文献では、「オイルによるうがい」について説明しており、ごま油が使われています。なお、すでに述べているようにオイルプリングはこのアーユルヴェーダの「オイルによるうがい」をお手本にしています。ひまわり油やごま油は、オイルプリングを行っている人によく選ばれていますが、その理由は、アーユルヴェーダ発祥の地であるインドの家庭に一般的にあるからです。どちらのオイルも効果があります。

「ひまわり油かごま油を使う必要がある」あるいは「精製油か有機の低温圧

搾法（コールドプレス）による油でなければならない」と言っている人もいます。実際のところ、どのオイルでも効果があって、例えばオリーブオイル、落花生油、からし油、そして全乳であってもよい結果が出ています。精製でも未精製でも、有機でも有機ではなくても、すべて効果は出ます。

私はココナッツオイルを使うのが好きで、エキストラバージンココナッツオイルか精製ココナッツオイルを使っています。精製ココナッツオイルは安価なので、経済的です。私がココナッツオイルを選んでいる理由は、健康的なオイルを使いたいからで、ココナッツオイルはひまわり油、ごま油や他の植物油より圧倒的に健康的です。

また、私は口当たりがよいオイルが好きで、同様の理由でカラチュ博士は精製ひまわり油がよいと言っています。バージンオリーブオイルやごま油など、多くの未精製油は風味が濃厚です。エキストラバージンココナッツオイルも一部のブランドは濃厚です。良質なブランドのオイルはまろやかで、口当たりがよく、加工済みココナッツオイルは味がほとんどありません。

ココナッツオイルを使い慣れていない場合、室温で液体になったり固体になったりするのに驚かれるかもしれません。ココナッツオイルは融点が高く、摂氏約25度以上では他の大半の植物油と同様に液体で、これを下回ると固まります。オイルはすべて、融点は違いますが、同じ性質を持ちます。オリーブオイルは室温では液体ですが、冷蔵庫に入れると固体になります。私はココナッツオイルの瓶を台所の調理台の上に置いています。夏は大抵、液体の状態で、冬は固まります。

オイルプリングを始めたときに起こること

好転反応

私たちの口には多くの細菌が生息しており、それらが最終的に体の他の部分に入り込んでいきます。免疫系はこうした〝侵入者〟と絶えず戦うため、過剰な負担がかかることがあります。オイルプリングを始めると、微小な侵入者の発生源を攻撃し、細菌数を大幅に減らせます。それによって免疫系の負担が著しく軽減され、体の解毒や治癒に専念できます。これまで蓄積されて、健康に長年影響を与えていたかもしれない毒素を免疫系が排除できるようになります。

オイルプリングには強力な解毒効果があります。初めて行ったときでも、徹底的に浄化されることがあるでしょう。浄化は一般的に、最初の数週間で最も集中的に行われます。最初は、蓄積された微生物や毒素が、口や喉、鼻に多く溜まっているので、これは理にかなっています。むかついたり、吐き気がするかもしれません。喉から出てきたたんによって咽頭反射が起こり、オイルを数分で吐き出さなくてはならないかもしれません。それでも大丈夫です。咳払いして、またオイルをスプーン1杯口に入れて、合計15〜20分間続けましょう。

オイルプリングを終えた後も、たんや鼻水が喉や鼻から1日中出続けるかもしれません。風邪を引いたように感じて、喉に「痛み」が出るかもしれませんが、心配する必要はありません。病気になったわけではなく、オイルプリングによって始まった浄化過程を体が進行させているだけです。

体が解毒されると、鼻水、吐き気、おう吐、下痢、発疹、痛み、頭痛、発熱、不安感、疲労など、さまざまな浄化による症状に見舞われることがあります。現在かかっている関節炎、皮膚疾患、不眠症などが一時的に悪化するかもしれません。浄化に対するこのような反応は、通常なら続いても数日で、最大でも1週間です。体の浄化過程を邪魔することなく終わらせましょう。

オイルプリングを続けて、これらの症状を治すために薬を服用するのは避けましょう。ハーブやビタミン類は浄化過程を妨げないので一般的には問題ありません。大半の薬は体にとって異物の化学品で、免疫系には負担にしかならず、免疫系が処理・排除する残骸が増えるだけです。薬はオイルプリングによる治癒を遅らせ、止めてしまう可能性もあります。

浄化に対する反応が起こることを好転反応といいます。好転反応は有益で、体が自らを治しているサインです。薬を服用してこの反応を止めると、治癒過程は終わってしまいます。例えば、鼻水が大量に出ている場合、鼻詰まりの薬を飲むと鼻水は乾いてしまいます。鼻水とともに排出されていた毒素は、体から出られなくなるため、体の組織内深くに留まります。

オイルプリングによって体験する症状の種類は、人によってさまざまです。鼻が詰まったり、頭痛がしたりする人もいれば、発疹が出る人もいます。症状がまったく出ない人もいるので、出るとしたらどのような種類の症状が現れるのか予想できません。私たちはそれぞれ遺伝的背景、食事、生活様式などが違うので、どのような種類の浄化方法であれ、それに対する体の反応も人それぞれです。

すべての人が不愉快な症状を経験するわけではなく、目立った反応はオイルプリングの最中にたんが少し増える程度という人も少なくありません。いずれ体がきれいになって健康になると、症状は目立たなくなってきます。

好転反応が起こると混乱する人もいます。オイルプリングは自分の体に合わないとか、それによって具合が悪くなったと誤解してしまうかもしれません。やめると症状は消えるので、オイルプリングを有害なものと捉えてしまいがちですが、オイルプリングを始めると、何らかの不愉快な症状を経験するかもしれない点には留意してください。口を植物油ですすいでも、まったく害はありません。オイルプリングは最も穏やかですが、最も効果が高い、自然な解毒（デトックス）と浄化方法の1つです。

詰め物の緩み

オイルプリングによって歯の詰め物（充填物）が緩くなったと言う人もいます。オイルを吸い込んだり、すすいだりする作用によって取れかかっている詰め物が外れてしまうことがあります。これは悪いことのように思えますが、そんなことはありません。オイルプリングの最中に詰め物が外れたら、その詰め物はそもそも緩かったということで、外す必要がありました。なぜ緩くなったのでしょう？　理由は歯科医師の治療がよくなかったか、虫歯が進行しているかのどちらかです。いずれにせよ、詰め物を交換するのが最善策でしょう。

心配する必要があるのは古い詰め物のことだけではありません。新しい詰め物も緩むことがあります。その場合、詰め物が歯にきちんと入っていないわけですから、歯科医師の仕事が下手だったということです。いずれ細菌が詰め物の周りや下に入り込み、虫歯がさらに深くなって、最終的に詰め物が取れて、歯を失う可能性があります。

オイルプリングの最中にもし詰め物が取れて、特にそれがアマルガムであれば、実際には喜ぶべきことです。そうであれば、より安全な充填物と交換できます。詰め物が比較的新しい場合は、交換する際、同じ歯科医師のところに行ってはいけません。その歯科医師が最初にきちんと詰め物を入れられなかったのであれば、次も正確にできない可能性があります。もっと有能な歯科医師を探しましょう。

オイルプリングの作用の仕組み

オイルプリングは自然療法の中で、最も簡単で最も強力です。多くの人は、ただ口を植物油ですすぐだけで効果があり、感染や疾患を改善できることが信じられないでしょう。オイルプリングは、どのように作用するのでしょう？　口に入れたオイルがなぜ健康を回復させるのでしょう？

回復させるのはオイル自体ではなく、体です。オイルは体自身が治す方法を提供するだけです。私たちの体は、見事な生命体です。私たちの体には、機会を与えられれば、ほぼあらゆる感染や疾患も治す治癒力が備わっています。病気の原因である症状を取り除き、健康を回復、維持するために必要なものを体に与えれば、ほぼいかなる疾患も克服できる可能性があります。

オイルプリングは口腔内の病原菌や毒素を取り除きます。オイルはどのように働いているのでしょう？　口腔内に生息する大半の微生物は単細胞です。こうした細胞は脂質の膜で覆われています。これが基本的に細胞の皮膚です。私たちの細胞を取り囲んでいる細胞膜も、主に脂質でできています。

油（脂質）と水を混ぜようとしても分離し、混ざりません。しかし、2つの油を加えると一体化します。それぞれが引き付け合います。これがオイルプリングの秘密です。口にオイルを入れると、微生物の細胞膜がそれに引き付けられます。歯や歯肉の周りをオイルですすぐと、微生物は強力な磁石に引き付けられるように吸い取られます。歯肉の隙間、歯の溝や象牙細管に潜んでいる細菌は、隠れ家から吸い出されて、唾液が混ざったオイルにしっかり捉えられます。口の中でオイルを長い時間動かせば動かすほど、多くの細菌が引き出されます。20分後にオイルは、細菌、ウイルスなどで一杯になります。ですから、飲み込むよりも吐き出したほうがよいのです。

歯の間に挟まった食べかすも、引き出されます。つまり、オイルプリングは文字通り微生物や食べかす（微生物の食料源）を口から「引っ張り出し（pull）」ます。唾液が加わることで、特定の微生物との戦いやpHバランスの調整に役立ちます。したがって、オイルプリングをする度に病気の原因となる物質を取り除いているのです。口腔内感染や侵入してくる細菌とその毒素を絶えず撃退する負担から解放された体は、自然治癒に専念できます。炎症が治まり、血液成分が正常化し、損傷を受けた組織は修復され、治癒が起こります。

口腔内の生態環境

口腔内に生息している微生物の種類は、私たちの健康に大きく影響します。私たちの口腔内には、基本的に同じ種類の細菌が生息していますが、人によってそうした細菌の種類の割合が違っています。健康的な口に生息する細菌は、病を患っている口に生息する細菌と、大きく異なっていることがあります。病原菌の割合が高いほど、口や全身の健康障害にかかっている可能性は高く、問題を起こす口腔内の微生物を減らすと、疾患にかかるリスクは低下します。

細菌が私たちの口を選んでいるのではなく、私たちの口が細菌を選んでいます。口腔内の状態が特定の種類の細菌を好む環境をつくり、それらの細菌が繁殖します。健康的な口と体には、比較的害のない細菌がたくさんいます。

不健康な口は、有害な細菌を引き寄せます。口と体をさらに健康にしたければ、口腔内の環境を変えなければなりません。

これまで研究者は、ヒトの口腔内の微生物集団を変えるために、さまざまな方法を試してきました。歯をきれいにして、殺菌性マウスウォッシュを使い、また抗生物質の服用によってもこうした集団は一時的には変えられます。しかし、常在菌の相対的な割合は、直ちに元の状態に戻ります。細菌を殺すと数は減りますが、口に生息する細菌の種類は変わりません。

いわゆるヒトの味方になる細菌は、有害な細菌を抑制し、倒すことができます。ですから、良性の微生物の数を増やすと、悪性の微生物を減らして制御するのに役立ちます。この考え方は、腸内環境のバランスを取る際に、有益なことが実証されています。ヨーグルトやザワークラウトなどの発酵食品や、プロバイオティクス［*34］のサプリメント内の乳酸は、善玉菌の数を増やし、悪玉菌を抑えるのに貢献し、その結果、さまざまな消化管の症状緩和に役立ちます。

ハーバード大学の歯周病学臨床准教授、シグムンド・ソクランスキー氏が

*34　ヒトの体によい影響を与える微生物。また、その微生物を含む食品など

興味深い研究をしています。ソクランスキー准教授とその同僚は、数十億個の善玉菌を自分の口に入れて、それを口腔内で動かしました。しかし、善玉菌は定着できませんでした。そこで、細菌を練り物の中に詰め込み、それを歯と歯肉に塗りました。これもうまくいきませんでした。次に、太いデンタルフロスを細菌とともに、歯1本1本に巻き付けて一晩そのままにしました。しかし、「取り込もうとした大半の細菌は4、5日間以内に消えた」とソクランスキー准教授は語っています。

善玉菌を増やすというソクランスキー准教授の着想は正しかったのですが、やり方がまったく間違っていました。生態的地位[＊35]と同様、そこに生息するもの、しないものを決めるのは環境です。例えば、水が大好きな蛙を乾燥した砂漠に連れて行くと、蛙はすぐ干からびて死んでしまいます。砂漠の環境は蛙のニーズを満たしていません。どれほどたくさんの蛙を砂漠に連れて行っても、蛙は生き延びることはできません。

同様に、口の生態学は特定の種類の微生物を入れたからといって、簡単には変わりません。口腔内環境は大半が食事を含めた生活習慣によって決まっ

＊35　個々の生物種が生態系の中で占める生息場所。ニッチともいう

ています。口腔内環境を永続的に変えるには、食事・生活習慣を変える必要があります。

オイルプリングは、あらゆる種類の細菌の除去と、有害になりうる細菌数の減少に驚くほど効果的です。しかし、有害な細菌が生き延びる口腔内の基本的な環境は変えないので、完璧な解決策ではありません。オイルプリングは口腔内の細菌総数は減らしますが、悪玉菌に対する善玉菌の比率は変えません。そこで私は、オイルプリング・セラピーのプログラムをつくりました。口腔内の環境を健康的・永続的な方法で変えて、口腔を含めた体全体を治すためにつくったプログラムです。

chapter

7

ファイフ博士のオイルプリングセラピー

オイルプリング・セラピー

「オイルプリングを試してみたけれど、何の役にも立たなかった」という不満を耳にすることがあります。なかには、かえって具合が悪くなったと言い張る人もいます。素晴らしい治癒効果がある人と、効果がないように見える人がいるのはなぜでしょう？　オイルプリングは有効な方法ですが、万能ではありません。

オイルプリングは、有害な細菌を口から除去するのに役立つ手段です。これがオイルプリングの目的です。口腔内が感染しているときに、問題を起こす細菌を引き出して、体に自然治癒する機会を与えます。治すのは体で、オイルプリングではありません。治らない場合は、オイルプリングの効果がなかったからではなく、体が治せなかったのです。

なぜ体は治せないのでしょう？　理由はたくさんあります。他の人の成功談を読んで過信すると、自分の健康問題は一晩で解決すると考えてしまうかもしれませんが、それは非現実的です。10～20年かけて健康の問題が現れてきたのであれば、一晩で治ることは期待できません。覚えておいていただきたいのは、オイルプリングが治すのではなく、治すのは体です。体が自然治癒するには時間がかかります。折れた骨が数日、あるいは1、2週間で治るとは期待しないでしょう。それが長年続いていた慢性的な症状であれば尚更です。

期待しているほど早く治らないもう1つの理由は、あなた自身が治そうとしていないからです。貧しい食事や芳しくない生活習慣によって病気になったのであれば、それを変えなければ体は回復しません。金槌で自分の親指を叩いているようなもので、絆創膏を貼っても、叩き続けていては何の役にも立ちません。健康に有害なことはやめて、体が自然に治るようにしてあげましょう。

オイルプリングは、疾患が口腔内の健康と無関係であれば、期待しているような成果は得られないかもしれません。すべての健康問題が、口腔内感染に起因しているわけではありません。腸内のバランスが崩れたり、傷口が感染したり、性的な接触や遺伝子異常、その他の原因から病気になることもあります。口腔内を感染させ、血流に不具合を与える微生物が皮膚の表面に存在し、口以外から体内に入ることもあります。その場合でも、オイルプリングは免疫系への負担を軽減し、大きな効果を与える可能性があります。

私のオイルプリング・セラピーは、単なるオイルプリング以上のものです。免疫系を強化し、感染を撃退し、栄養吸収力を高め、血液成分を調整し、健康を壊す影響を排除する完全なプログラムにしました。それによってオイルプリングを単独で行うよりも早く、さらに包括的な結果が得られます。

次の項からは、プログラムの各段階を説明し、最後にプログラム全体の概要を述べます。

健康的な食事

食事は私たちの健康の中心的な役割を担っています。「体は食べた物でつくられている」という言葉は、まさしく本当だと言えます。ジャンクフードばかりの食事をすれば、不健康になります。栄養価が高い健康的な食べ物を食べていれば、健康な体をつくり、健康を維持するために必要な栄養がもたらされます。

私たちの多くは健康的な食べ物を食べる重要性は認識していますが、何が健康的な食事に相当するのかということは、あまり理解していません。野菜を毎日、何品目か食べれば健康的な食事だと考えている人もいれば、脂肪をできる限り減らせば、他に何を食べても、それが健康的な食事だと考えている人もいます。

どういう食事が健康的なのか10人に尋ねると、10通りの答えが返ってくるでしょう。低脂肪食、低炭水化物食、マクロビオティック、ウエイトウォッチャーズやゾーンダイエットなどのダイエット法と答える人がいれば、菜食がそうだという人もいるでしょう。

この中でどれがいちばんよいのでしょう？　新しい食事や新トレンドが絶えず登場してくるので、みんな混乱しています。こうした食事法の多くは、特に減量の手段としてつくられています。減量のための食事は必ずしも健康的ではなく、一生涯食べ続けたい食事でもないでしょう。解毒（デトックス）用の食事も同様です。体を素早く浄化する目的でつくられていますが、長期的に続けるには不向きです。生涯、野菜ジュースだけで過ごしたい人がいるでしょうか？　こうした食事法には有益な目的がありますが、長期的には栄養価が高く、カロリーが少なく、それでも美味しくて満足できる食事が必要です。

どの食べ物や食事がよくて、何が悪いかについて、対立する意見は数多くあります。専門家の間でも意見は分かれています。「飽和脂肪酸、コレステロールや赤身肉が悪い」という人がいれば、「それらはよいけれども、砂糖や加工穀物が悪い」といった具合です。何を信じればよいのでしょう？　もちろん、答えはあります。

栄養学を学び、自分が望む食事を理論化することはできますが、本当の意味で試されるのは、実生活でうまくいくかどうかです。理論は結構ですが、実行しなければだめです。健康的な食事とは、体を強化し、病気を撃退する力を持ち、高齢になるまで、生涯にわたってよい健康状態を維持できる食事です。現在のいわゆる西洋式の食事は、残念ながら十分ではありません。コレステロールや飽和脂肪酸を減らし、他のさまざまな方法を行っても、変性疾患は過去最高水準まで増加しており、新たな疾患が常に現れています。2型糖尿病や関節炎など、従来は高齢者の疾患と考えられていたものが、一段と若い年齢層で発症するようになっています。現代の食事の傾向は最悪です。

理想的な食事を探す鍵は、虫歯や歯周病を含む疾患の発生率が低い人々の集団を探すことです。食事が貧しければ、その集団は健康的にはなれません。したがって、健康的な集団は健康的な食事をしています。現在、こうした集団を見つけるのは難しくなっています。国際貿易が行われている中、現代の西洋式の食事は世界中で手に入ります。その結果、心臓病、がん、糖尿病などの疾患が今では世界全体に広がっています。

しかし、20世紀初頭には現代の食べ物を食べておらず、いわゆる文明病に冒されていない集団が世界にはたくさんありました。ウェストン・A・プライス博士の先駆的な活動によって、健康的な社会とその人たちが食べていた物の記録が残っています。1920年代の病巣感染の調査を最も幅広く行ったのは、プライス博士です。その後、博士は変性疾患と食事との関連性も発見しました。

プライス博士は、歯科医師として長く働いていた間に、歯科疾患や変性疾患にかかる人の数が増えていくことに気づきました。現役時代の晩年には、以前は滅多にみられなかった症状の数が増加していきました。

プライス博士が調査を行った20世紀初頭は、急増する人口の需要に応えるため、食品の生産・加工が激変したときでした。植物油の圧搾に用いる油圧プレスと水素添加［*36］の考案によって、食事の中の脂肪の種類が変化しました。1920年代以前は、動物性脂肪とトロピカルオイルが食事の脂肪源でした。植物油は、種子から油を抽出するのが困難で、費用がかかったため、あまり使われていませんでした。油圧プレスによって生産過程が簡素化され、植物油は動物油より安価になりました。また、水素添加によって、安価な植物油が固い脂肪に転換されるようになり、高価な動物性脂肪のラードやバターは、植物性のショートニングやマーガリンに取って代わりました。

砂糖や小麦の生産の自動化が進み、1900〜1930年の間に砂糖の消費量は10倍になりました。そしてパンが主食になりました。パンは軽く、柔らかくなり、保存料の使用によって腐らずに持つ期間が長くなりました。ゼリー、ジャム、缶詰やあらゆる種類の甘い食べ物がお店の棚に並ぶようになりました。保存料、調味料、人工着色料や他の化学品が加工済み食品に添加されました。長きにわたって利用されてきた生乳は、現在では殺菌され、均質化されています。この頃から現代食を生産する時代が始まり、米国や西欧諸国の食事は、劇的に変わり始めました。

食事の変化に伴い、珍しい疾患、以前は知られていなかった疾患の数が増

＊36　ここでは、不飽和脂肪酸に水素を添加して、飽和脂肪酸にすること。不飽和脂肪酸の割合が高い植物油は、常温で液体のため、常温で固体の油脂製品を製造する場合には、水素添加を行い、飽和脂肪酸の割合を高くする必要がある

加していきました。１９２０年代以前は聞いたことがなかった冠動脈疾患が急増し、１９５０年代までに米国の死因第1位になりました。今日、動物性脂肪やコレステロールは心臓病の原因とよく言われていますが、動物性脂肪が食事の主な脂肪源で、飽和脂肪酸やコレステロールの消費量が現在より多かった20世紀初期の頃には、心臓病が珍しい病だったことは、興味深いことです。

プライス博士は、食事の変化が健康状態の悪化と関係しているのではないかと思い、答えを見つけることに着手しました。その方法として、伝統的な食事をしている人と現代の加工食品を食べている人を比較する方法を計画しました。食事以外の影響を排除するため、遺伝的背景が同じで、同じ地域に住んでいる人を調査対象にしました。

プライス博士は約10年かけて世界中を旅して、こうした集団を発見し、調査しました。スイス・アルプスの孤立した谷、スコットランド沖のヘブリディーズ諸島、アラスカのエスキモーの村、カナダ中部・北部とフロリダのアメリカ先住民族、数多くの南太平洋諸島のメラネシア人とポリネシア人、アフリカ東部と中部の部族、オーストラリアのアボリジニ、オーストラリア北部の島のマレー族、ニュージーランドのマオリ族やペルーとアマゾン盆地の南米先住民族を訪れました。

プライス博士はある地域を訪ねると、人々の健康、特に歯を調べて、食べていた物を注意深く記録し、食事の栄養成分を慎重に分析しました。食品のサンプルを自分の研究所に送り、そこで詳細な分析を行いました。ほどなく、地元固有の食べ物のみを食べていた人と、食事に西洋式の食べ物を取り入れていた人の健康に差があることがわかりました。

伝統的な食事をしていた人は、どこの地域であっても歯と体の健康状態は極めて良好でしたが、現代食を食べ始めると健康状態が悪化していることに気づきました。現代医療がないため、身体的な悪化は顕著でした。歯科疾患、関節炎、結核などの疾患は、西洋式の食事を食べている人に一般的にみられました。

例えば、太平洋の島民で未開の地に住む人と、港の近くに住んで現代食が手に入る人々の差は、極めて明らかでした。プライス博士は「未開の島に住む人の体は、歯を含めて非常に健康的な状態だ。港の近くに住む人は孤立した島の住人と比べ、虫歯の発生率が著しく高い。ほぼ現地の食品のみを食べている人の虫歯の発生率が0・14％に過ぎないのに対し、輸入した食べ物を食べている人は26％だった」と述べています。さらに「港の周辺では変性疾患が漸増している」ことも観察しています。

変性疾患が徐々に増えていった港の周辺では、食事内容が大きく変わったわけではなく、単に栄養価が高い食べ物がいくつかの市販品に変わっただけでした。一般的な輸入食品は精製小麦、白米、砂糖、植物油、缶詰でした。

プライス博士が調査した集団の中で、虫歯の平均的な割合は、伝統食を食べていた人ではわずか0・79％（調査した歯、1000本中8本未満）だったのに対し、西洋式の食事を食べていた人では33％強（1000本中333本）でした。伝統食を食べていた人は、歯を磨かず、デンタルフロスや漂白剤・殺菌剤入りマウスウォッシュも使用せず、歯科医師の専門的ケアを受けていませんでした。しかし、口腔内の健康状態ははるかに良好でした。

プライス博士の発見は『Nutrition and Physical Degeration（栄養と身体的な退化）』として1939年に出版されました。この本は、現在でも第8版が発売されており、栄養学の古典と考えられています。

プライス博士の調査の中で興味深い点の1つは、博士が調査したすべての伝統食が虫歯を防ぎ、健康をもたらすのに有効なことでした。伝統食はそれぞれの地域で大きく違っており、これは面白い点でした。飽和脂肪酸、肉や生乳が非常に多い伝統食もあれば、こうした物は少なく、果実、野菜や穀物が多い伝統食もありました。魚を食べている人たちもいれば、食べない人たちもいます。野菜の割合が高い食事をしている人たちがいれば、野菜や果実はまったく食べず、肉と生乳に頼っている人たちもいました。野菜、果実や穀物の種類はすべて違っていましたが、いずれも加工されていない自然食品であることが共通していました。砂糖と精製炭水化物はまったく摂っておらず、加工植物油の消費量もゼロで、ココナッツオイル、バターや動物性脂肪を食べており、それも多くの場合、たくさん食べていました。食べ物はすべて自家製でした。

プライス博士の調査から、重要なのは食べ物の種類ではなく、食べ物の加工方法であることがわかります。つまり、すべて自然の有機食品で構成された食事が最高の食事なのです。工業的に製造、調理されている物はよくないということです。食べ物を買いに行くときには新鮮で、乾燥、冷凍、発酵した自然食品を購入することを重視しましょう。新鮮な果実や野菜、全粒穀物、新鮮な有機飼育の肉、脂肪や生乳・発酵乳が食事の大半を占めるとよいのです。食品が缶や箱に入った食品は、食べないほうがよいでしょう。

食べる物を最初から手づくりしたくない人もいるでしょう。市販の調理済み食品をすべて避けるのは難しいことです。どこまで厳格にするかは、自分で決める必要があります。加工食品を多少食べるのであれば、最も避けるべきなのは、糖分が多い食べ物や飲料、精製された穀物と加工された植物油です。こうした食べ物は、食べる量が多いほど虫歯や歯周病にかかり、体調は悪くなっていきます。

砂糖の呪い

私はケーキ、アイスクリームやキャンディーが好きです。嫌いな人はあまりいないかもしれません。クッキーや他のお菓子を食べると、すぐにまた別の物が欲しくなって、食べ過ぎてしまうことがありました。中毒のようなもので、1つでは終わりません。砂糖はコカインのように、脳内の快楽中枢を刺激し、中毒になります。ある研究では、実験動物に砂糖とコカインを与えると、砂糖を選びました。

砂糖はおそらく、私たちの食事の中で最も有害な食べ物の1つでしょう。精白小麦や精白米といった精製された炭水化物も消化によって糖質に転換され、同じような悪影響があるため、よくありません。

糖質自体が悪いわけではありません。私たちの細胞はブドウ糖をエネルギー源として使っています。しかし、砂糖や精製炭水化物の過剰な摂取は問題を引き起こします。私たちの食事は、大半が単糖類と多糖類です。単糖類はすべての炭水化物の構成要素です。多糖類は多数の単糖類が結合したものです。消化過程で酵素が結合を解いて個々の単糖類に分解し、それが小腸で血中に吸収されます。

食物繊維も多糖類ですが、体が糖分子の結合を分解できないため、吸収されません。消化管をほぼそのままの状態で通過します。多糖類は果実、野菜、穀物、木の実や種子の主成分です。

多糖類を含む食べ物を食べると、糖質は徐々に消化されて単糖類のブドウ糖に変わるため、比較的ゆっくりと吸収されます。これによって、膵臓はインスリンを分泌する時間ができ、インスリンは血中のブドウ糖を細胞に運びます。ブドウ糖はそこでエネルギーとして利用されます。しかし、純粋な単糖類を食べたときには、より早く吸収されます。

平均的な体型を有す成人の血液量は約5・6Lで、健康的な成人であれば、この中に小さじ1〜3杯相当の糖質(ブドウ糖)が含まれています。小さじ9

杯分相当の砂糖が含まれるチョコレートのお菓子（約62g）、小さじ8杯分の砂糖を含むバニラアイスクリーム、小さじ10杯分の砂糖を含むアップルパイ1切れなどで、一度に大量の糖質が血液に流れ込むことになります。

糖質が血液中に流れ込むと、血糖値のレベルが急激に上昇します。血糖値が大きく急上昇したり、高い状態が長期間続いたりすると、高血糖性昏睡となって死亡します。過剰な糖質は体にとって有毒です。糖分が高いほど、害は大きくなります。体は損傷を受けないためにインスリンを分泌し、血糖値を適正レベルで維持するために、必死で働きます。この反応があるので糖質を摂っても血糖値のバランスは保たれますが、インスリンのレベルが高いことも有毒です。過剰な糖質を頻繁に摂取すると、心臓病を引き起こす高血圧、糖尿病や肥満などの健康障害を起こすリスクが高まります。

糖質の過剰摂取による害の一つは、感染対応力の低下です。糖質は免疫機能を抑制するため、細菌が増殖し、体中に広がります。私の同僚の1人に、仕事に来るときはいつも鼻が詰まっていて、鼻をすすり、咳込んでいる人がいました。元気なときより、具合が悪いときのほうが多いようでした。いつもキャンディーを食べていて、それが問題ではないかと私は思いました。彼は野菜嫌いですが、甘い物は大好きで、毎日食べています。彼の妻と家族は彼の食習慣を受け継ぎ、家族も彼と同じくらい具合が悪い状態です。彼の家族と会うと、必ず誰かが病気でした。彼は医師と話をして、キャンディーの摂取量を減らすことを決めました。その結果は素晴らしいもので、絶えず鼻をすすったり、たんにむせたりすることなく、数週間ずっと過ごすことができました。

糖質のもう1つの問題は、カロリー以外で栄養面のメリットがほとんどないことです。私たちは、食事でカロリーを多少減らしても問題ありません。糖質は体内で処理される際に、ビタミンやミネラルを消費するため、栄養の備蓄が減少します。糖分が多い食べ物を食べると、栄養素を消費するだけでなく、栄養価が高い他の食べ物を食事から追放することになります。したがって、過剰な糖質の摂取は栄養不良を招き、それによって免疫機能も低下します。

歯科医師が砂糖を嫌うのは、歯を腐食させるからです。糖質は虫歯の原因

data_11

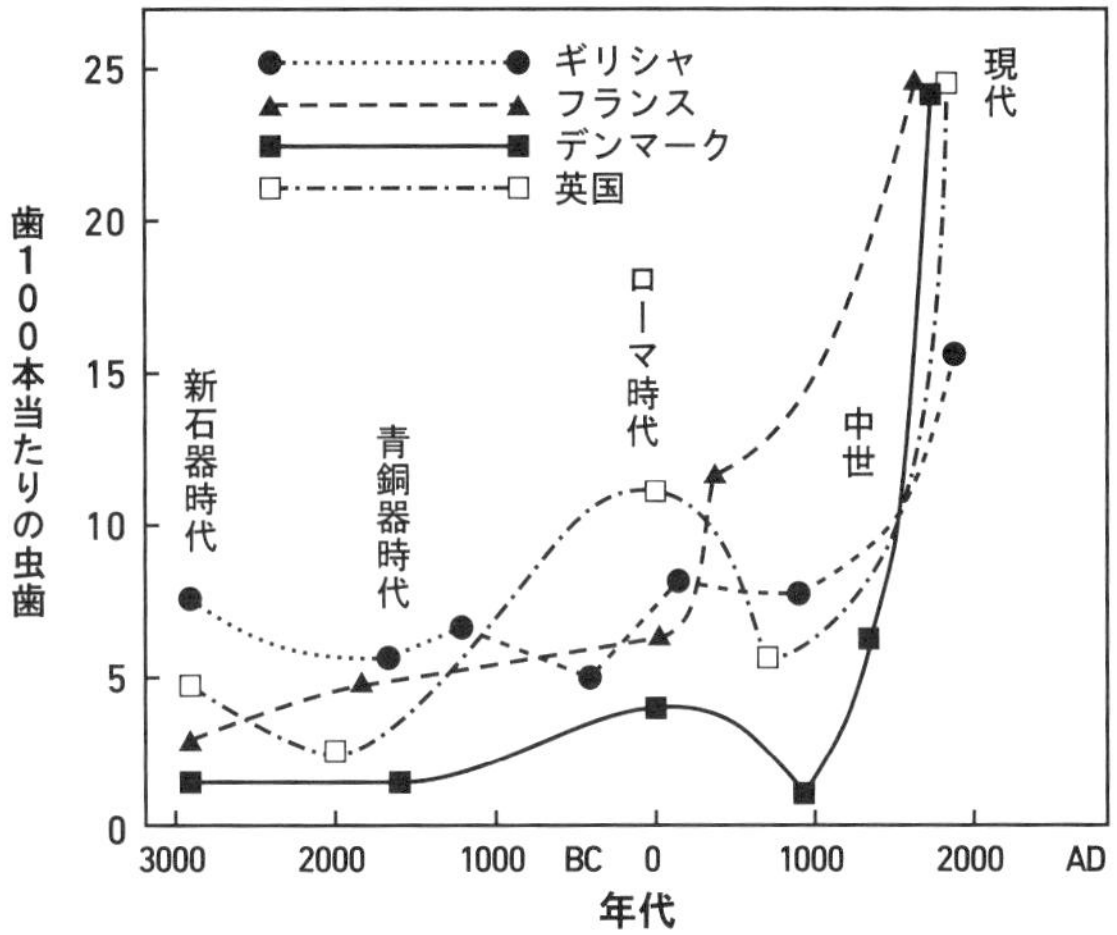

▶ 虫歯の歴史

有史以前の人類は、虫歯や歯周病にはほとんどかかっていませんでした。最も古いヒト科の動物の虫歯の発生率は1%未満でした。

ウェストン・A・プライス博士は、伝統食のみを食べていた現代人の虫歯の発生率も同程度であることを発見しました。

現代食を食べている人の場合、虫歯の発生率は通常20～40%で、最大70%です。

欧州では、虫歯の発生率はほぼ歴史を通して比較的低く、サトウキビが入手できるようになった中世から急上昇しました。

出典：University of Illinois at Chicago

である酸生成細菌のエサになります。糖分が多い食べ物や精製炭水化物を食べるたびに、歯を腐食させ、口腔内と全身の感染につながる細菌にエサを与えていることになるのです。

糖分が非常に多い炭酸飲料、キャンディーやデザートは最悪の食べ物です。砂糖は口の中のあらゆる隙間や割れ目に到達して、細菌の成長と酸生成の急増を引き起こします。

甘い物を食べるのであれば、1日を通して何度か食べるより、食事と一緒に一度に食べたほうがよいでしょう。こうすると、糖質は口腔内に留まる時間が短くなります。食間におやつを食べる必要があれば、甘い物は食べないほうがよいでしょう。代わりに野菜、肉、チーズなどの食品や、糖質を含まないもの、精製炭水化物ではないものにしましょう。クラッカー、パン、ポテトチップなど精白小麦でつくられたものは、砂糖とあまり変わりません。精白小麦は唾液の酵素で簡単に糖質に分解されるからです。

私たちの歯の象牙質には、多数の象牙細管があります。栄養分に富んだ液体が、歯の根から象牙細管を通って外向きに流れています。この液体の通常の流れは、歯の内側↓外側です。しかし、糖質を摂るとこの流れは逆になり、根の方向に向かって内側に流れて大きな問題が起こります。液体が歯の中に入ると、それとともに糖質や細菌が運ばれます。それによって細菌が歯の内側に侵入し、そこでコロニーを形成します。砂糖を食べるたびに、こうした酸生成細菌が生きるためのエサを与えています。いずれこうした細菌は、歯の中心部を腐食させて穴を開けます。歯の外側は正常に見えても、内側は虫歯によって空洞になっていることがあります。

唾液の成分は、多くの点で血液の成分を反映しています。糖質を摂るたびに血糖値が上がるのと同様に、唾液内の糖のレベルも上昇します。唾液内の糖もまた細菌のエサになります。したがって、砂糖を食べた後、ていねいに口をすすぎ、歯を磨いても、糖質は唾液の中に含まれているので状態はあまり変わりません。

糖尿病の予備軍か、糖尿病にかかっている人の場合、これは特に問題です。糖尿病の人は、正常な人より血糖値のレベルが上昇し、高い状態が長く続きます。そのため、糖尿病にかかっていると虫歯になりやすく、虫歯と歯周病が感染を起こし、それが血流に入り込み、全身性の炎症を起こして、血糖値が上昇します。血糖値が上がると、唾液内の糖質も増加し、歯周病を促進させます。こうして悪循環が生まれ、歯周病が糖尿病を促し、糖尿病が歯周病を促します。解決策は、砂糖と精製炭水化物の摂取をやめることです。

食用油

私たちが食べているあらゆる食べ物の中で、食用油ほど誤った情報が伝えられ、また誤解されているものはないでしょう。飽和脂肪酸［＊37］は悪者扱いされる一方、多価不飽和脂肪酸［＊38］は聖人扱いされています。後者は前者より、血中のコレステロールを減らすという事実がその主な理由です。心臓病とコレステロールが関係しているという理論の首唱者、すなわち医薬品業界とその関係者によって、この考え方は普及しました。しかし、実際には飽和脂肪酸は善玉脂肪で、多価不飽和脂肪酸の仲間です。

ウェストン・A・プライス博士の調査によると、伝統食を食べる健康的な人たちは、脂質を主に飽和脂肪酸から摂取していましたが、心臓病にはかかっていませんでした。伝統食を捨て、加工済みの植物油や他の現代食を選んだ

＊37　脂肪酸のうち、炭素が水素で飽和されている（炭素同士の二重結合がない）もの

＊38　炭素同士の二重結合がある不飽和脂肪酸のうち、二重結合が2つ以上あるもの

人が心臓病に見舞われました。これはプライス博士が世界中を旅して調査したすべての集団で見られました。例えば、アフリカのマサイ族、カナダの先住民族やアラスカのエスキモーの食事は、ほとんど飽和脂肪酸を含む肉から成っていますが、心臓病にかかっていませんでした。しかし、これらの人たちが加工された油や現代食を食べ始めると健康状態は悪化していきました。

南太平洋諸島のメラネシア人やポリネシア人の多くは、飽和脂肪酸が多いココナッツを食べていました。集団によっては1日の摂取カロリーの最大半分が飽和脂肪酸でした。繰り返しになりますが、こうした人たちは健康で、心臓病や他の変性疾患とは無縁でした。

多価不飽和脂肪酸を多く含む加工された植物油［＊39］は健康的と宣伝されてきましたが、健康にはほど遠く、胞和脂肪酸を多く含むものと比べて、すぐに傷みます。そのため加熱調理には、私はお勧めしません。多価不飽和脂肪酸は、調理時に加熱すると質が急激に悪化し、有害なフリーラジカル［＊40］を生み出します。飽和脂肪酸を多く含む油のほうがはるかに安定していて、調理用として健康的です。

＊39　紅花、コーン、大豆、ひまわり、綿実など

＊40　老化やがんなどの原因となる物質

加工済みの多価不飽和脂肪酸を多く含む植物油は、お店で購入するときにはすでにある程度酸化しています。種子が粉砕されて油が酸素、熱や光に晒されると、酸化が始まります。酸化が起こると、フリーラジカルが形成され、油は傷み始めます。油は精製、瓶詰め、輸送されて、お店の棚で保管されて、あなたの台所に来るまでの間、酸化が続きます。調理に油を使うと、酸化は著しく加速し、さらに傷んで有害になります。

フリーラジカルは細胞を変性させます。細胞壁やDNAも破壊し、細胞死とがんにつながります。実際、植物油の多価不飽和脂肪酸は、発がん作用があることで知られています。研究によれば、動物に化学物質でがんを誘発すると、その動物のエサに含まれる脂肪の種類によって腫瘍の大きさや数が変わりました。多価不飽和脂肪酸は、最も大きな腫瘍を最も多く生み出しました。腫瘍の生成数はオリーブオイルなどに多く含まれる一価不飽和脂肪酸は少なく、飽和脂肪酸が最低でした。

飽和脂肪酸を多く含む植物油の中では、ココナッツオイルの腫瘍生成数が最も少なく、ココナッツオイルは腫瘍の発育を防ぎました。動物に発がん作用が非常に高い化学物質を与えた場合も、ココナッツオイルは腫瘍の発育を抑えました。ココナッツオイルは抗がん作用のある植物油なのです。

加工済みの多価不飽和脂肪酸を多く含む植物油は、免疫系を圧迫します。乳化させた植物油は、水などとともに、臓器移植した患者の拒絶反応を抑える免疫抑制剤として用いられています。不飽和脂肪酸が免疫系を抑制する一つの理由は、白血球を壊すためです。有害な微生物から私たちを守ってくれる白血球は、免疫系の中心的な構成要素です。全身性の感染や口腔内の感染を取り除きたい場合、免疫系の機能低下や、炎症やがんを引き起こすような植物油は使ってはいけません。

一方でココナッツオイルには、抗炎症性と免疫力を向上させる特性があり、さらに抗がん性もあります。他にもたくさんのメリットがあります。心臓病、肝臓病、腎臓病、過敏性腸症候群や糖尿病から体を守り、ホルモンのバランスを保ちます。最も素晴らしい特徴は、病気の原因となる細菌、ウイルスなどに対する殺菌力でしょう。

ココナッツオイルは中鎖脂肪酸［*41］という脂質を多く含んでいる点で、

他の食用油とは異なっています。ココナッツオイル以外で中鎖脂肪酸が相当量入っているのは、母乳です。この特殊な脂肪は新生児の健康に不可欠で、粉ミルクに配合されています。中鎖脂肪酸は多くの重要な用途があります。非常に消化しやすく、簡単かつ速やかに摂れる栄養源で、これは乳児にとって重要です。また強力な抗菌作用もあるため病原菌を殺菌します。実際、乳児は誕生してから免疫系が発達するまでの数カ月間、母乳の主成分である中鎖脂肪酸が感染から守ってくれています。乳児のときに私たちを守ってくれた中鎖脂肪酸が、ココナッツオイルを食べることで、大人になった私たちを守ってくれます。

口腔内に生息している細菌やウイルスの多くも、ココナッツオイルの中鎖脂肪酸は殺菌します。抗生物質は細菌には効果がありますが、ウイルスには効果がありません。ウイルスを効率的に撃退できる薬はありませんが、中鎖脂肪酸なら大丈夫です。中鎖脂肪酸は真菌や酵母も撃退します。さらに、腸内の善玉菌は殺さないため、消化不良は起こりません。ココナッツオイルは腸内の有害な菌を排除しつつ、害が小さい菌や有益な菌はそのまま残します。

＊41 飽和脂肪酸の一種。MCT（mecium chain triglyceride）。肝臓で素早くケトン体に分解され、エネルギーになりやすい。

ココナッツは歯を健康な状態で維持します。オイルを含むココナッツの果肉を食べても、口腔衛生の健康促進に役立ちます。ココナッツが一般的に食べられているブラジル北部の沿岸地域では、虫歯と歯周病の発生率がブラジルのその他の地域より低いと報告されています。貧しくて、最善の歯科治療が受けられない人も、ココナッツを食べていない裕福な人より口腔内は健康です。

ウェストン・A・プライス博士も南太平洋諸島の住人を調査して、同様の結果を得ました。ココナッツを基本とした伝統食を続けていたこれらの人たちは、口腔内の健康状態が極めて良好で、虫歯の発生率は0・34％に過ぎないと博士は報告しています。これは調査した歯1000本当たり虫歯は3・4本しかなかったということで、歯周病はほぼゼロでした。これに対して、現代食を食べる人々は虫歯の発生率が最低この10倍あり、大半はある程度の歯周病にかかっています。

健康に最適な効果を与えるため、通常の食事の一部としてココナッツオイルを毎日大さじ1～3杯摂取することをお勧めします。食べ物の調理用として他のオイル、特に加工された植物油の代わりにココナッツオイルを使いましょう。レシピに植物油、マーガリンやショートニングと書かれている場合は、代わりココナッツオイルを使いましょう。ココナッツオイルは耐熱性が非常に高く、他の植物油のようにフリーラジカルを生成しないため、素晴らしい調理用油になります。またスプーン1杯のオイルをサプリメントのように摂取することもでき、多くの人がそうしています。良質なエキストラバージンココナッツオイルは風味が豊かで、加工済みココナッツオイルは味がほとんどありません。スプーン1杯摂取するのは、さほど難しくないでしょう。

このように、ココナッツオイルには抗菌作用があり、傷の回復を早める力があって、他にも多くの健康効果があるため、オイルプリングに使用するオイルにもココナッツオイルをお勧めします。ココナッツオイルがあるのに、質が劣る他のオイルを使う理由はありません。

水分摂取

口腔内の健康にとって、十分な水分量の摂取は重要です。体が水分を過剰に失うと、脱水状態になります。水は体のあらゆる化学反応に不可欠で、不足すると体の機能に深刻な影響を与える可能性があります。体内の水分を1%失うだけで運動能力が損なわれます。8~10%程度失うと健康に障害が生じ、さらに失うと死亡することもあります。喉が乾いたと感じているときには、既にかなり脱水状態になっています。私たちの大半は水を十分飲んでおらず、毎日、慢性的な無症状の脱水、明らかな症状がない水分不足の状態で生活しています。

適切な水分補給量として、1日に水をコップ6~8杯飲むよう一般的に推奨されています。米国学術研究会議の調査では、女性（15~49歳）は平均で1

日に2・6杯しか飲んでいません。この結果は、大部分の女性が慢性的な脱水状態にあることを示しています。ボルチモアのジョンズ・ホプキンス病院が行った別の調査では、被験者の32〜41％（年齢23〜44歳の男女）が慢性的な脱水状態でした。食品消費の調査では、人口（すべての年齢）の最大75％が慢性的にやや脱水状態の可能性がありました。

脱水は口腔内の健康にどのように影響するのでしょうか。顕著な症状の1つがドライマウスです。体が脱水状態になると、唾液の分泌量が減ります。十分な唾液の生成は、pHの維持、有害な微生物の除去、健康的な口腔内環境の維持に不可欠です。脱水状態になると、まず口が苦痛を感じます。慢性的な無症状の脱水は、口腔内環境に大きな影響を与え、微生物の集団を不健康な方向に変える恐れがあります。

大抵の人は、推奨されている6〜8杯の水を日中飲んでおらず、しばしば水分の摂取にコーヒーや炭酸飲料に依存しています。この種の飲料は、水の代わりにはなりません。それどころか、脱水作用があるため、水分の必要量が増えます。コーヒー、紅茶や炭酸飲料を1杯飲むたびに、最低でもその半

「唾液が分泌されないと、口腔内の組織に潰瘍が生じるか、組織が感染し、虫歯が蔓延します」
――アーサー・C・ガイトン医師
『Textbook of Medical Physiology（医科生理学テキストブック）』

分の水をさらに飲む必要があります。したがって、1日にコーヒーを4杯飲んでいるなら、コップ2杯の水をさらに飲まなければなりません。またアルコールは、体を非常に乾燥させます。アルコール摂取量30mLごとに、新たに165mLの水の摂取が必要です。

1日にコップ6～8杯という推奨量の、1コップの水量は160mLです。しかし、水の必要量は体の大きさによって違い、体が大きい人は小さい人より水がたくさん必要です。体重12kgごとにコップ1杯(360mL)といわれており、体重が約45kgの人であれば、1日に最低コップ4杯(1440mL)、90kgの人であればコップ8杯(2880mL)になります。

最も健康的な水分は、添加剤や塩素、フッ素が入っておらず、味も付いていない純水です。塩素やフッ素を避けるには、こうした化学物質を除去するフィルターや浄水器が必要になります。味が付いた水を飲みたい場合は、レモンかライムの絞り汁を入れましょう。

ココナッツウォーターも良質な天然の水分です。ココナッツウォーターは、ココナッツの中にある水分で、カリウムを始めミネラル類が豊富で、糖分は一般的なフルーツジュースやソフトドリンクの約5分の1に過ぎません。体の水分を保つのに非常によい飲料で、脱水状態になると失われる電解質（ナトリウム、カリウム、クロール）が含まれているからです。ココナッツウォーターは、「天然の」スポーツ用水分補給飲料として人気を得ており、市販の水やスポーツ飲料より、体に水分を補給してくれます。

ビタミンとミネラル

良質な食事によって、健康になるために必要なビタミンやミネラルが供給されます。しかし、普通に食事をとるだけでは最適量が摂取されていない重要な栄養素があります。ビタミンやミネラルのサプリメントの摂取は、免疫力を高め、骨や歯を強化します。また、口腔内の健康を改善し、体(唾液を含む)をアルカリ化して、あなたの助けになります。

口腔内の健康にとって、重要な栄養素の1つはビタミンCです。動物と違い、ヒトは自分でビタミンCがつくれません。果実や野菜を食べることでビタミンCを確保しています。ビタミンCは水溶性ビタミンであるため、体内にほとんど貯蔵されていません。したがって、ビタミンCは毎日摂取する必要があります。つまり、新鮮な果実と野菜を毎日食べることが大切です。加熱調理によってビタミンCは破壊されるため、加工食品は通常、この重要な栄養素が不足しています。

ビタミンCは、体内で数多くの役割を果たしています。まずコラーゲンの生成に必要です。コラーゲンは体の細胞をつなぎ合わせている成分で、骨や歯などの構成物質にもなっています。ビタミンC不足で起こる症状には、歯肉からの出血、動揺歯、骨の脆弱化、突発性皮下出血、創傷治癒不全、貧血、筋力の低下などがあります。この中で、口腔内の健康に影響する症状が多いことに注目してください。ビタミンC不足は、深刻な歯科疾患につながる恐れがあるのです。

また、ビタミンCが著しく不足すると、致命的になりうる壊血病にかかります。多くの人は生の食べ物を十分に食べておらず、本格的な壊血病にはならなくても、軽度、あるいは無症状のビタミンC不足になることがあります。ビタミンCは軽度の不足でも、歯肉の健康に悪影響を与える可能性があります。研究によれば、出血や炎症はビタミンC摂取量の変化と正比例しています。

米国とカナダのビタミンCの推奨量（RDA）は、1日60mgです。これで本格的な壊血病の予防には十分ですが、「無症状の不足」の予防には不十分です。ビタミンCは体内の解毒と免疫機能にかかわっています。疾患時、ストレス下、あるいはスモッグなどの毒素に晒されると、ビタミンCの必要量は急増します。日常生活の中で、私たちは常に有害になりえる細菌と接触し、大きなストレスを受け、あらゆる種類の毒素や汚染物質に晒されているため、実際のビタミンC必要量は、推奨量の規定を大幅に上回ります。

長年のビタミンC摂取の推奨者で、ノーベル賞を2回受賞したライナス・ポーリング博士は、1日最大4000mgまでと、はるかに多い摂取量を提唱していました。ポーリング博士の推奨量は不足を防ぐだけでなく、ビタミンCが与えてくれる健康面のさまざまな効果を生かすためのものです。私は同様の理由から、ビタミンCは1日最低500～1000mg摂取することをお勧めしています。

ビタミンDは骨の形成に必要です。不足すると、骨や歯は柔らかくなります。ビタミンD不足は、子供のくる病や大人の骨軟化症につながります。

ビタミンDは、太陽光のビタミンとして知られています。太陽光を直接浴びると皮膚でつくられるためです。太陽光を適量浴びることが、ビタミンDを得る最善策ですが、私たちの大半は太陽光を十分に浴びていません。また太陽光線が弱い冬は、必要なビタミンDを生成するのはほぼ不可能になります。

調査によれば、屋内で生活・仕事をしている大半の人はビタミンDが不足しています。欧米諸国で多くの人がカルシウムを摂取していても、高齢化に伴い骨量が減少している理由の1つです。実際、発展途上国に住み、カルシウム摂取量が少なくても、太陽光を多く浴びている人のほうが骨は丈夫です。米国のビタミンDの推奨量は400IU［＊42］です。明るい太陽を約30分浴びれば体が生成できる量ですが、冬はそれよりも長い時間、日光浴をする必要があるでしょう。

歯は骨格の一部で、骨が柔らかければ歯も柔らかいということです。強くて密度が高い健康的な歯にするには、骨も同様でなければなりません。骨をつくる材料が歯もつくります。骨の材料として、多くの人がカルシウムを思

＊42 International Unit。ビタミンに用いる国際単位。

いつくでしょう。カルシウムは骨のなかの主要ミネラルで、強い骨や歯にするには、このミネラルが十分に必要です。しかし、骨のなかにあるミネラルは、カルシウムだけではありません。推奨量の2倍、3倍、あるいは4倍のカルシウムを摂取しても、骨の形成に必要な他のビタミンとミネラルがなければ何の役にも立ちません。例えば、ビタミンDが十分なければ、骨は弱く脆くなり、カルシウムのサプリメントを摂取しても効果はありません。健康的な骨の形成に必要な他のミネラルは、リン、マグネシウム、ホウ素、硫黄、亜鉛、マンガンやケイ素です。

残念ながら、カルシウムばかりが強調され、同じくらい重要な他の栄養素はあまり注目されていません。米国のカルシウム推奨量の規定は1日当たり1200㎎です。これは十二分な量で、実際には多すぎるでしょう。多くの人のカルシウム摂取量はこれを下回っていますが、高齢になっても骨は丈夫です。世界保健機関（WHO）の推奨量は1日当たりわずか400〜500㎎で、このほうが妥当な量です。西洋式の食事では牛乳、チーズ、ヨーグルト、海産物、緑野菜、豆、サプリメントなどからカルシウムを十分に摂ることができます。

カルシウムをたくさん摂取することはそれほど難しくはありません。難しいのは、マグネシウムの摂取です。北米と欧州の食事によるマグネシウム摂取量は一般的に、推奨量である男性420mg、女性320mgの約半分です。食事からの供給源として最善なのは葉野菜、豆、木の実や種子ですが、全般に十分な量は摂取されていません。

カルシウムとマグネシウムは互いに抑制因子として働くため、片方を摂りすぎるともう一方が不足し、片方が不十分だともう一方は過剰になる可能性があります。バランスがとれていなければなりません。現在の推奨量の比率は、およそカルシウム3に対してマグネシウム1です。しかし、ガイ・アブラハム医師とハリンダー・グルーワル医師の調査によれば、理想的な比率はほぼ1対1です。

閉経後の被験者にカルシウム500mg、マグネシウム600mgを与えたところ、骨密度が著しく上昇（11％）しました。これに対して、閉経後、推奨量の水準のカルシウムとマグネシウムを摂取した場合、骨密度は改善しませんでした。

過剰なカルシウムの摂取は血中のカルシウムの濃度を高め、これによってカルシウムが本来あるべきでない体の部分、例えば腎臓（結石）、骨の表面（骨棘）、動脈（アテローム性動脈硬化症）やさらに歯（歯石）に蓄積されます。カルシウムの摂取を制限し、マグネシウムの摂取量を増やすと、カルシウムは本来あるべきところに収まるでしょう。

多くの人は、カルシウムとマグネシウムのバランスが崩れています。カルシウム摂取量が多すぎて、マグネシウム摂取量が少なすぎるのです。マルチビタミンとマルチミネラルのサプリメントは、カルシウムが多すぎて、マグネシウムは不十分なため、役に立たないことがよくあります。カルシウムのサプリメントを摂取している場合は、最大でも４００～６００mgに制限し、マグネシウムの総摂取量を４００～６００mgに増やせば比率は1対1になります。マグネシウムのサプリメントを少し多く摂取すれば、食事のカルシウム含有量とバランスがとれるかもしれません。

マグネシウムを摂取すると軟便になる可能性があります。その場合は、摂

data_12

▶ 口腔の健康に重要な栄養素

ビタミン／ミネラル	米国の推奨量（RDA）	望ましい量
ビタミン A	1,000 RE	
ビタミン B_1	1.5㎎	
ビタミン B_2	1.7㎎	
ビタミン B_3	20㎎	
ビタミン B_6	2.0㎎	
ビタミン B_{12}	6mcg	
ビタミンC	60㎎	500－1000㎎
ビタミンD	400IU	
ビタミンE	30IU	200－400IU
葉酸	0.4㎎	
カルシウム	1,200㎎	400－600㎎
マグネシウム	400㎎	400－600㎎
セレン	70mcg	
パントテン酸	10㎎*	
ビオチン	30mcg*	
クロム	50－200mcg*	
銅	2.0㎎*	
マンガン	5.0㎎*	
モリブデン	250mcg*	
亜鉛	15㎎	
ヨウ素	150mcg	
αリポ酸	50－100㎎*	
CoQ10	10－30㎎*	
ホウ素	3－5㎎*	

「望ましい量」の欄に記載した以外の栄養素は、毎日、最低でも米国の推奨量(RDA)は摂りましょう。上記に挙げていない栄養素を含むサプリメントも効果があります。

＊米国の推奨量の規定なし。数値は、安全で十分と考えられる摂取量。

取量を減らしましょう。体はいずれ増量したマグネシウムに慣れていきます。さらによい摂取方法は、マグネシウムが豊富な食べ物を食事に加えることでしょう。

リンは、カルシウムに次いで体内で多いミネラルです。リンの約85％は骨と歯に存在しています。食事によるリンの必要量はカルシウムとほぼ同じです。理想的には、カルシウムとリンの比率は1対1とすべきでしょう。肉、乳製品や卵はリンの宝庫です。またホウ素、硫黄、亜鉛、マンガンやケイ素は歯と骨の構造成分としては微量ですが、骨の代謝や代謝回転で重要な役割を果たしています。

慢性疾患を患っている場合は、免疫系の働き過ぎによって、ビタミンやミネラルが不足している可能性が高いため、効果的にサプリメントを摂取しましょう。あなたのかかりつけ医が、健康状態に合わせて特定の栄養素を増量するよう勧めるかもしれません。

デンタルケア

口腔内の健康維持には、オイルプリングを行うとともに、食後に歯を磨く必要があります。歯磨き粉はフッ素が入っていないものがよいでしょう[＊43]。フィリップス・ブロッティング法[＊44]を編み出したJ・E・フィリップス歯科医師は、1日に2回以上歯を磨かないほうがよいと勧めています。その理由は、磨き過ぎで歯を極端に摩耗させてしまうからです。定期的にオイルプリングを行えば、毎食後磨く必要性は低下します。オイルプリングを1日の終わりに行うことは、寝る前に食べかすを歯から取り除くよい方法です。

歯科医院を定期的に訪れて、歯垢や歯石がなく、また感染がないことを確認しましょう。オイルプリングを行っていれば、何の問題もないはずです。

オイルプリングを始めるときには、歯周膿瘍、詰め物（歯牙充填）をしてい

＊43　日本では虫歯予防にフッ素を使うことに関して議論がある

＊44　第1章P28参照

ない虫歯、歯石など、歯科医師の処置が必要なケースがあるかもしれません。歯石は慢性的な炎症を起こします。歯科医師に取り除いてもらえば、歯肉のトラブルはなくなります。

またアマルガムにも対処する必要があります。金属をすべて口から取り除くのが理想的です。金属を入れておく必要がある場合は、金、あるいは体質との相性がよい金属にしましょう。よりよい健康状態を目指しているのであれば、アマルガムの詰め物は合成物と入れ替えて、根管治療した歯は抜く必要があります。4章に書いたように、関係している問題を調べて判断してほしいと思います。大がかりな歯科治療は費用がかかります。新たな治療は行わないと決めるか、適当な時期を待つという判断もできます。その場合、既存の治療によって発生している毒素から、自分を守る何らかの方法が必要になります。

口腔内の金属に、効果的に作用する特定の食べ物や栄養素があります。これらは金属の悪影響を中和したり、体内への吸収を防ぎます。次の項では、金属に曝露する量を減らす方法を説明します。

金属の解毒

口腔内にアマルガムや他の金属が入っている場合は、以下の推奨事項に従ってください。

微量ミネラル

亜鉛やセレンなどは、健康と生命そのものに不可欠な微量ミネラルです。何百もの化学反応に必要な、重要な酵素を生成するためです。水銀やニッケルのような金属があると、こうした酵素の生成に、微量ミネラルの代わりに使われる可能性があり、それによって問題が生じます。

例えば、亜鉛の代わりに水銀が使われると、生成される酵素が機能不全になって役に立ちません。こうした機能不全の酵素があまりにもたくさんある場合、体内の正常な化学反応が阻害され、それによって疾患が起こる可能性があります。食事で亜鉛やセレン、その他の微量ミネラルが不足していると、こうした有害な金属が微量ミネラルに取って代わることがあります。金属の影響から体を守るには、十分な量の微量ミネラルが確実に利用できるようにしましょう。

口腔内に水銀やニッケルが入っている場合は、少なくともすべての微量ミネラルの推奨量を摂取する必要があります。米国食品栄養委員会が規定する、亜鉛の推奨量は成人女性が12mg、成人男性は15mgです。セレンは成人女性が55mcg［＊45］、成人男性は70mcgで、また銅は毎日2mgの摂取が必要です。亜鉛と銅はバランスが大切で、約8対1の比率で摂取する必要があります。

亜鉛、セレンや銅は、摂取量が多すぎると有害になることがあるため、過剰にならないようにしましょう。ただし、推奨量の2倍は摂取しても十分安全な範囲内です。また鉄は、医師から言われた場合を除き、推奨量を上限としましょう。

ミネラル類の吸収は、食事に大きく左右されます。ビタミンCと脂肪は

＊45　マイクログラム。1mcgは0.001mg

消化の間、食べ物に含まれる微量ミネラルの吸収率を高めます。低脂肪性の食事は、ミネラル不足に寄与することがあります。例えばサラダを食べるときに、低脂肪や脂肪ゼロのドレッシングを使うと、食べ物のミネラルのごく一部しか吸収されません。「良質」な脂肪源を加えることで、食事から吸収するミネラル量は、2倍、3倍、4倍になり得ます。アボカド、木の実、チーズ、オリーブオイルやココナッツオイルなどが良質な脂肪源です。

1日の最初に、マルチビタミンとマルチミネラルのサプリメントで、ビタミンC、亜鉛とセレンの推奨量を摂取することをお勧めします。朝食時にサプリメントを摂り、また、こうしたミネラルが十分吸収されるように良質な脂肪源も朝食に含めましょう。

コリアンダー

自然は、私たちが毒性に対処するためのさまざまな方法を与えてくれています。ハーブは治癒効果があることで長年知られてきました。近年、特にあるハーブが、体の有害な金属をキレート［＊46］する効果があると評判が高まっ

＊46 安定した化合物にすること

ています。それはコリアンダーです。アジアやメキシコ料理の香味料や装飾に利用されているセリ科の植物で、シラントロ、中国パセリとしても知られています。シラントロ、中国パセリは植物の葉の部分で、乾燥コリアンダーは種子です。葉の部分が天然のキレート剤として評価されています。

コリアンダーが強力なキレート剤であるという主張は、ニューヨーク州公認国際鍼・電気治療大学創設者・学長で、米心臓病研究ファウンデーション研究所長の大村恵昭博士の調査に基づいています。

大村博士は、さまざまな感染症の治療に使われる抗生物質は、水銀、鉛やアルミニウムなどの金属が局所的に高濃度に沈着していると、効果がしばしばないことを発見しました。抗生物質やその他の薬品で、徹底的に治療すると、症状は一時的に落ち着きますが、数カ月後には再発します。患者を詳しく調べたところ、感染は体の局所に残っており、そこは金属が蓄積している部分でもありました。金属の沈着には、細菌やウイルスがかかわっていました。金属が何らかの理由で薬の効果を低下させ、感染が続いたと博士は推論しています。こうした患者の治療には、抗生物質とともに、金属の除去が必要でした。

　コリアンダーのキレート効果が発見されたのは、ほぼ偶然でした。1995年に大村博士は、コリアンダーがたまたま入っていたベトナム料理のスープを飲んだ患者の、尿への水銀排出量が増加したことを発見しました。さらに調べると、コリアンダーを食べると、尿への鉛とアルミニウムの排出量が増えることも明らかになりました。コリアンダーを抗生物質とともに使うと、感染は除去されました。博士の調査は、他の医学専門家の目に留まり、論文審査がある科学誌に調査結果が公表されました。

　調査によると、コリアンダーを通常の料理に使われているように、大さじ約1杯分、毎日3週間食べることで、体内から有害な金属の沈着が取り除かれて、薬が効果を発揮するのに十分でした。コリアンダーの浄化効果は、消化管に限らず、肺、腎臓、内分泌器官、肝臓や心臓など体全体から有害な金属が取り除かれました。

　また、コリアンダーは歯科治療にも役立ちます。歯科医師はアマルガムを除去する際、患者が水銀蒸気や切削片を吸い込んだりしないよう注意します。

バキュームを口の中に入れて、水銀が喉から入っていかないよう、頻繁に吸引して洗浄します。こうした注意を払っても、アマルガムの除去後に体内の水銀量は上昇します。大村博士は、患者がアマルガムを除去した後、コリアンダーを2～3週間食べ続ければ、水銀を効果的に排除できることを実証しました。博士はアマルガムを除去するときのように大量の水銀に晒される場合は、より多くのコリアンダーを、1日に数回食べるよう勧めています。アマルガムに関する博士の研究では、100㎎の粉末状コリアンダーのカプセルが1日4回服用されました。

コリアンダーのキレート効果に関する大村博士の研究は、他の研究者によっても裏付けられています。インド原子力省の研究者は、コリアンダーを汚染水の浄化に利用できることを発見しました。コリアンダーがフィルターの役割を果たし、汚染水から水銀を吸収します。研究者は汚染された地下水からコリアンダーが無機水銀やメチル水銀を効率的に排除したと報告しています。

食事にコリアンダーを加えるのは、アマルガムの詰め物がある場合、水銀の毒素から自分を守る簡単な方法です。コリアンダーは美味しいハーブで、装飾としてパセリのように使えて、食べると息が爽やかになります。メキシコやアジア料理の香料としても利用でき、インド料理でも人気です。サンドイッチの野菜として、またあらゆる種類のサラダにも利用できます。

胆汁には水銀を排出する作用がありますが、コリアンダーは、体がもつ本来の排除作用よりも、体からより多くの水銀を排除できる可能性があります。また、高繊維質の食事を取ったり、クロレラのサプリメントを摂取したりすると、水銀や他の金属を体から取り除くのに役立つでしょう。

食物繊維

食物繊維は、ヒトの消化酵素では消化できないため、ほぼ形を変えずに体内を通過します。食物繊維は、栄養素の点ではほとんど貢献しませんが、よい消化機能を維持するためには極めて重要です。多くの効果があり、その1つは消化管内の毒素や金属を吸収し、体外に排出する力があります。また、腸管での移送時間を早くして、毒素が排出される前に再吸収されるリスクを減らします。食物繊維が多い食べ物は、健康的な食べ物でもあり、豆、木の実、種子、全粒穀物、野菜や果実です。食事ではこうした食べ物をたくさん食べましょう。

特定の種類の食物繊維は、他の食物繊維より金属やその他の毒素をキレート化し、吸収する高い効果を持っています。食物繊維には水溶性と不溶性の2種類あり、食品加工の増粘剤として利用されるペクチンやグアーガムは水溶性食物繊維の代表例です。小麦ふすま（ブラン）は不溶性食物繊維の一例で、不溶性食物繊維は最も高いキレート効果があります。食物繊維に含まれていて、有効なキレート剤となる成分がイノシトール6リン酸（IP6）です。

イノシトール6リン酸は有効な解毒剤であり、抗酸化物質です。免疫機能や抗がん作用を高めるイノシトール6リン酸の能力は、いくつかの研究で明らかになっています。また、腎臓結石の予防にも効果があることがわかっています。

全粒穀物、木の実、種子や豆には、イノシトール6リン酸がたくさん含まれています。一方で小麦粉や白米には、イノシトール6リン酸はほとんど含まれておらず、金属をキレートする場合、役に立ちません。イノシトール6リン酸の含有量が特に多い食材は小麦ふすまと米ぬかで、小麦ふすまは米ぬかの約2倍の含有量です。

イノシトール6リン酸の権威として知られるメリーランド大学医学部病理学教授のアブルカラム・シャムスディン医師は、1日1～2gを摂取量として推奨しています。全粒穀物、木の実、種子、豆、小麦ふすま、米ぬか、サプリメントによってこの量を摂取するとよいでしょう。玄米1カップで、約2gのイノシトール6リン酸が摂れます。食事に小麦ふすまを加えることによって、推奨量を摂取することもできるでしょう。

クロレラも解毒に効果的なサプリメントです。淡水性緑藻類であるクロレラと、小麦ふすまは多くの面でとても似ています。クロレラの繊維部分が消化管内の金属やその他の毒素を引き寄せて、体外に排出します。イノシトール6リン酸と同様、クロレラも免疫系と抗がん作用を高めると報告されています。食物繊維のように消化機能にもメリットがあります。

クロレラは、錠剤や粉末、液体として販売されています。標準的な1日の推奨量は大人の場合で３ｇとされています。最初は、推奨量の約半分からゆっくり始めるとよいでしょう。クロレラに耐性がなく、呼吸困難、胸痛やじんましんなどのアレルギーのような症状が出る人もいます。その場合は使用を中止してください。

小麦ふすま、クロレラを組み合わせて、体から水銀を排出することもできます。できるとはいえ、これらをすべて利用する必要はありません。食物繊維が十分含まれた食事をすることが、健康的な食事の一環として常にすべきことです。サプリメントは単なるおまけに過ぎません。

朝、ミネラルのサプリメントを摂取する場合は、イノシトール６リン酸が豊富に含まれる食べ物や、イノシトール６リン酸、クロレラのサプリメントをたくさん摂取してはいけません。イノシトール６リン酸とクロレラのキレート効果で吸収されるミネラルの量が減ってしまう可能性があります。イノシトール６リン酸やクロレラのサプリメントは、昼食や夕食の前、あるいは食事と一緒に摂るのが最適です。

抗酸化物質

金属は、体内の多くの組織に影響し、損傷を与える可能性があります。金属が起こす有害作用の1つが、フリーラジカルの生成です。特に、水銀は生きている細胞にとって極めて有毒で、細胞膜の脂質をフリーラジカルに転換します。その結果、細胞は打撃を受け、破壊されるか突然変異(がん化)します。

フリーラジカルは一度生成されると、周囲の分子を手当たり次第攻撃し、攻撃された分子もフリーラジカルになります。この過程が長く続き、フリーラジカルはますます増えていきます。フリーラジカルの数が増加するほど、大きな損傷を受けるようになります。

幸い、私たちはこうした破壊的なテロリストに対する防衛機能、「抗酸化物質」を備えています。抗酸化物質はフリーラジカルを無効にする過程で、自らを犠牲にします。こうして抗酸化物質は使い尽くされてしまうため、フリーラジカルを制御し続けるには、抗酸化物質を定期的に補充する必要があります。

私たちはどこから抗酸化物質を手に入れるのでしょう？　それは食べ物です。重要な抗酸化物質は、ビタミンA、C、E、αリポ酸やコエンザイムQ10（CoQ10）などです。また、体は亜鉛やセレンなどの特定のミネラルを使って、抗酸化物質をつくります。ビタミンCは、水銀中毒と闘うための中心的な抗酸化物質です。その理由の1つは、かなり大量に摂取しても害がないことです。歯科治療で患者がアマルガムを除去する際には、大量のビタミンCが投与されることがあります。これによって、血流に入り込む水銀の有害作用を阻止できます。

大半の抗酸化物質は、水溶性（ビタミンC）か脂溶性（ビタミンA、E、コエンザイムQ10）です。αリポ酸は水溶性と脂溶性両方の性質を持つため、他の抗酸化物質より体内組織の広い範囲で働きます。大きさが小さく、他の多くの抗酸化物質が入れない所にも簡単に入れます。例えば、細胞核に入って、フリーラジカルによるDNAの損傷を食い止めます。αリポ酸はビタミンCやビタミンEとともに働き、ビタミンCとビタミンEがフリーラジカルと戦って疲労した後、抗酸化力を再生させます。他の抗酸化物質とは違い、α

リポ酸にはマイルドなキレート効果もあります。

体内のフリーラジカルを完全に排除することはできません。フリーラジカルは常に存在しており、さまざまな化学物質や毒素から生み出され、さらに通常の消化や代謝過程からも生まれます。発生源がどこであれ、すべて有害で、無効にする必要があります。体内に水銀がある限り、フリーラジカルを生み出し続け、抗酸化物質の蓄えを使い尽くしてしまいます。

口腔内にアマルガムが入っている場合は、食事で十分な量の抗酸化作用のある栄養素を摂取することが非常に重要です。食べ物だけでは、口腔内、場合によっては脳、肝臓や腎臓などのさまざまな部分に蓄積された水銀による破壊に、対抗するのは不十分かもしれません。サプリメントも必要になるでしょう。

米国における推奨量はそれぞれ、ビタミンAは1000RE［*47］、ビタミンEは30IUです。現在、αリポ酸の推奨量は規定されていません。栄養サプリメントとしては1日50～100mgがよいとされます。治療薬としては、これ以上の用量が使われているかもしれません。R型とS型の2種

＊47 Retinol Equivalents。ビタミンAの単位。レチノール当量という

類のαリポ酸のサプリメントが販売されています。R型は自然界に存在する天然型、S型は合成物で、R型の効果は合成型の約2倍です。

糖尿病にかかっている場合は、食事とともにαリポ酸のサプリメントを摂取してよいかどうか、医師に確認してください。摂取することで血糖値が低下する可能性があるため、血糖値を確認して、必要に応じてサプリメントの服用を調整しなければならないでしょう。

薬物療法

全身性疾患の治療に使われている多くの薬品は、口腔内の乾燥やさまざまな合併症を引き起こすことがあります。鎮痛剤、三環系抗うつ剤、抗ヒスタミン剤や利尿剤など、400を超える市販薬や医療用医薬品に口腔乾燥症の副作用があります。制汗剤を始めとしたボディケア用品には脱水作用があり、それによって唾液の分泌量が著しく減少する可能性があります。抗生物質のテトラサイクリンは、歯の発達段階の子供が摂取すると、歯のエナメル質の発達が不完全になるか、阻まれることがあります。妊娠中の女性が摂取すると、胎児に同様のリスクが生じます。

よく利用されている薬で、歯肉の異常な成長発達と関係しているのがシクロスポリンです。臓器移植や、骨髄移植の際の拒否反応を抑える免疫抑制剤として使われています。また2型糖尿病、関節リウマチ、乾癬、多発性硬化症、マラリア、サルコイドーシスなどの治療にも利用されています。これ以外に、歯肉の健康を妨げる薬には、心疾患や、高血圧の治療に利用されるニフェジピンやベラパミルなどの特定のカルシウム拮抗薬などもあります。てんかんや、脳神経疾患に使用されるフェニトインも同様です。

抗生物質やステロイド剤によって口腔内の細菌のコロニーが変わることがよくあります。つまり、口腔内、そして消化管全体の細菌類の異常な増殖が促されます。また、ホルモン療法は異なる種類の口腔内細菌を増殖もしくは減少させ、通常の口腔内の微生物コロニーが変わる可能性があります。

がん患者は、感染への抵抗力が低下し、また抗がん剤や治療の影響もあり、特に口腔合併症にかかりやすくなっています。化学療法の場合、その治療薬によって、痛みを伴う炎症や潰瘍が口腔や消化管の粘膜に生じます。放射線治療は、腫瘍とともに健康な組織の細胞分裂を中断し、口腔を含むさまざまな組織に影響を与えます。

口腔内の健康とがん治療に関し、米国保健福祉省が発表した報告書には

▼脱水作用がある医薬品

複合鎮痛剤、抗痙攣薬、鎮吐薬、抗ヒスタミン剤、降圧剤、抗嘔吐剤、抗パーキンソン病薬、制汗剤、鎮痙薬、食欲抑制剤、風邪薬、充血除去剤、利尿剤、去痰薬、筋肉弛緩剤、鎮痛薬、抗精神病薬、鎮静剤

「放射線は唾液線に回復不能な損傷を与える可能性があり、その結果、虫歯が著しく増加する」と書かれています。続けて、「口腔内粘膜の変性は病原菌の侵入路になる恐れがあり、これは免疫不全または骨髄抑制の患者に致命的となりうる」と述べています。

薬は口腔内の健康に大きな影響を与える可能性があります。薬物治療が必要な場合は、健全な免疫系を維持し、有害な細菌を抑えるために、私のオイルプリング・セラピーのプログラムを行うことがいっそう重要になります。

薬品、アルコールや煙草は、いずれも免疫系を抑制し、有害な細菌を繁殖させます。また、口腔内の粘膜を傷つけ、細菌が血流に入り込みやすくなります。あらゆるアルコール飲料、煙草や不要な薬は摂取しないほうがよいでしょう。

多くの人は健康が改善すると、薬の必要性が低下するか、まったく不要になります。関節炎の痛みが治まれば、鎮痛薬や抗炎症剤を服用する必要がなくなるのは明らかです。単なる習慣から、薬の服用を続けないでください。不要なら使わないでください。薬を使わないことで回復が早まり、より完全に回復します。

現在、処方薬を服用している場合は、オイルプリング・セラピーのプログラムを進めていく中で、自分の回復状況を注視し、医師に相談して、薬から徐々に離れていきましょう。関節炎や糖尿病など、身体機能が不自由な病にかかっている多くの人が、オイルプリング・セラピーによって薬から完全に離れることができています。

酸とアルカリのダイナミクス

口は動的な器官で、pHは絶えず変化しています。pHが低い酸性のときもあれば、pHが高いアルカリ性のときもあります。場所によってpHのレベルが違っていることもあります。口腔内は、酸性とアルカリ性の両方に同時になることがあります。

唾液のpHはおよそ5・0〜8・0の間で変動しますが、通常は6・0〜7・4の範囲内です。健康障害がある人の唾液のpHの幅は、健康な人より広い傾向があります。健康的な口腔内の変動幅は、一般的に0・4未満です。通常、不健康な人のpHは、健康な人よりも低いです。日中のpHは夜より高く、これは、睡眠中は唾液の分泌がほぼ止まるからです。

食べ物は酸性・アルカリ性の程度によって口腔内のpHを変えます。例えば、オレンジを食べると酸性度が高まります。炭水化物は酸生成細菌のエサになることでpHを変えます。唾液は酸を緩衝し、pHを上昇させますが、血糖値が高い場合は唾液の糖分が高く、細菌にエサを与えることになります。舌上と臼歯周囲のpHは、唾液線がある下の前歯の裏側より低いことがあります。食後は唾液の緩衝作用によって、pHは上昇することが多く、その後、細菌が食べかすをエサとして酸を生成するためpHは低下します。

食後、pHが正常な水準に戻るまでに約1時間かかります。睡眠中は唾液の分泌が止まります。唾液の緩衝作用がなくpHが低下するため、夜間と朝の起床時は、日中よりpHは低くなります。

口腔内のpHは、歯の再石灰化や脱灰にかかわるため重要です。pHが比較的高い（アルカリ性）ときには唾液内のミネラルが結晶化し、歯がつくられ、低い（酸性）ときには脱灰が起こるので、歯は常に修復と溶解を繰り返しています。歯の形成と脱灰の時間によって、歯の強さと虫歯のなりやすさが決まります。したがって、大抵の場合、唾液のpHは高めておきたいものです。

食習慣は、口腔内の酸性・アルカリ性のレベルに大きく影響します。食事の中の炭水化物は口腔内細菌のエサになります。エサにはグラニュー糖、ブドウ糖、果糖、コーンシロップ、黒糖、蜂蜜、糖蜜や、穀物、野菜や果実のでんぷんも含まれます。食後、細菌は約30分間、酸を生成します。よくあることですが、食べかすが歯の間や粘膜のひだにはさまると、細菌はそれを何時間もエサにして、その間、酸を放出し続けます。口腔内をきれいにしておくことは、虫歯や歯周病を防ぐ重要な一歩です。

粘り気のある食べ物は歯の上に長く留まり、口からすぐになくなってしまう食べ物より、大きなリスクになります。キャラメル、グミやペストリーは、糖分が同程度入っているフルーツポンチやジュースより脅威となります。精白小麦を使用したパンを含む製粉製品は、キャラメルと同じくらいよくありません。パンは噛むと非常に粘着性が出て、歯にこびりつきます。パンの他、ドーナツ、パイ、クッキーなども、歯にあまり付かないキャンディーより歯に害を及ぼす可能性があります。

親は健康的なおやつだと信じて、子供にフルーツレザー［＊48］やレーズンなどのドライフルーツを与えています。しかし、ドライフルーツは粘着性が強く、歯にとってキャラメルと同じくらい悪いものです。

炭酸飲料も悪く、キャンディーや精製パンのように歯にこびりつきませんが、酸が含まれています。炭酸飲料に含まれる酸は細菌が生成する酸と同様、歯のエナメル質を溶かし、酸生成細菌の増殖を促します。

ビタミンCのサプリメントを推奨しましたが、咀嚼錠はいけません。アスコルビン酸とも呼ばれるビタミンCは酸性度が非常に高く、咀嚼錠には歯のエナメル質を溶かすだけの強力なビタミンCが入っています。

咀嚼錠のビタミンCについて興味深い研究があります。研究者は蒸留水に咀嚼錠を溶かし、その溶液が健康的な歯に与える作用を観察しました。溶液に入れて4日目から歯は溶け始めて小さくなり、8日目には歯の表面は柔らかくなって指で削れるほどでした。粘着性のある酸性の食べ物を食べると、酸が絶えず歯を浸食して柔らかくするので、虫歯になりやすくなることがわかります。

＊48　ピューレ状にした果物を乾燥させたもの

トマト、柑橘類や酢などの酸性食品は、食べても口腔内で希釈化されます。生野菜は歯につかず、しっかり噛む必要があり、これが唾液の流れを活発化します。唾液が増えると口から食べかすなどを洗い流し、酸性度は緩衝されます。食事で生野菜を増やすことは、虫歯をつくる食べ物の影響を相殺する非常によい方法です。

動物とヒトにおける複数の研究から、牛乳と乳製品は虫歯をつくる可能性がほとんどなく、さらに歯を守る働きがあるかもしれないことが明らかになっています。生乳は細菌の増殖を抑える抗体と酵素を含んでいるため、特によいです。牛乳には乳糖（ラクトース）が含まれていますが、細菌は他の形態の糖質のように、乳糖を簡単に利用できません。乳製品は口腔内をアルカリ化し、カルシウムとリンの成分が多いため、歯の再石灰化に寄与します。

チーズは唾液をよく出す食材で、他の食べ物の除去やpHの調整に役立ち、歯を虫歯から守るために有効です。しかし、乳製品の虫歯予防効果は、砂糖が加えられると完全に打ち消されます。例えば、アイスクリームや糖分入りのヨーグルトは歯を守るより、虫歯を促進します。

木の実は、特に塩味の場合、唾液の分泌を刺激するのに効果的です。虫歯から歯を守る役割を果たす可能性があります。木の実は、骨や歯の形成を助けるマグネシウムを始め必須ミネラルの良好な摂取源です。木の実はかなり堅いため、やや研磨作用があり、これが歯をきれいにします。特にカシューナッツには、虫歯の原因となる細菌種と戦う化学物質が含まれています。

1928年にアレクサンダー・フレミングが、ペニシリンが細菌を殺傷することを発見した後も、科学者は抗生物質に利用するために菌類の抽出物を利用していました。キノコにも抗菌物質が含まれています。数種類の食用キノコの成分は、虫歯の主因であるミュータンス連鎖球菌の増殖を抑えることが明らかになっています。その1つが日本で最も人気があり、その他の国でも広く人気がある食用キノコの椎茸です。椎茸を始めとしたキノコを食べると、歯垢や虫歯から歯を守るのに役立つ可能性があります。

食事の終わりに、私たちはよくない種類の食品を食べています。それは、デザートです。デザートを食べることによって口腔内に砂糖が残ります。食事の最後は、生野菜か乳製品を食べるほうがよいでしょう。

食後に水を飲んだり、水で口をすすいだりするのも食べかすや過剰な酸を取り除くよい方法です。また毎食後歯を磨くべきですが、先ほども述べたように、一部の歯科医師は磨きすぎによって歯が摩耗する可能性があると警告しています。

砂糖の代替品として使われるキシリトール、マンニトールやソルビトールなどの糖アルコールは、口腔内細菌のエサにならず、虫歯も進行させません。なかでもキシリトールは興味深く、研究によると砂糖の代替品としてキシリトールを使うと虫歯が減少しました。単に砂糖を代替するだけでなく、虫歯の予防効果もあるようです。例えば、ある研究ではキシリトール入りの甘いガムを1日3回、2年間噛んでいた子供は、キシリトールが入っていないガムを噛んでいた同級生より虫歯になった本数が少なかったのです。このため、キシリトール入り商品は虫歯対策としてしばしば勧められています。

キシリトール入りマウスウォッシュで口を1、2分すすぐか、キシリトール入りのシュガーレスガムを噛むことは唾液の分泌を促し、食べかすを取り除くよい方法です。健康食品店やインターネットで粉末状のキシリトールを購入できます。自分自身で「キシリトール入りマウスウォッシュ」をつくるには、少量の水にキシリトールを少し入れて、口腔内の洗浄用に使いましょう。息を爽やかにするために、ミントの抽出物を入れてもよいでしょう。

塩水で口をすすぐのも有効です。塩は唾液の分泌を刺激し、殺菌作用もあります。塩は食品保存料として長く使われてきましたが、これは細菌の繁殖を抑えるからです。食べ物に塩をかけると唾液の分泌がよくなり、虫歯になるリスクが減り、消化力も向上します。海塩は健康に有益な多くの微量元素を含んでいるため、食卓塩よりもよいでしょう。

もう1つ口腔内の健康に影響するのが、食べ物を摂取する「頻度」です。食べる回数が多いほど、歯科疾患を発症するリスクが高まります。食間のおやつは最大の敵になりえます。チョコベースの棒菓子、ポテトチップ、ドーナツなどの場合は尚更です。細菌は砂糖に晒された後、約30分間酸を生成します。ある人がキャンディーを1度に3個食べると、酸による脱灰に約30分晒されます。その人が1個ずつ食べた場合、1個ごとに30分ですから、時間は90分に増えて、影響は3倍になります。

data_14

▶ 虫歯になりやすい食品

虫歯に非常になりやすい

砂糖とシロップ
ペストリー(ケーキ、クッキー、パイ)
冷菓(アイスクリーム、アイスキャンディー)
朝食用シリアル
ドライフルーツ
ポテトチップ、クラッカー、プレッツェル
ソフトドリンク(炭酸飲料、フルーツパンチ)
フルーツジュース
果実の缶詰(シロップ入り)
加糖飲料
ゼリー・ジャム
精白小麦製品(パン、パスタ、パンケーキ)
白米

虫歯にややなりやすい

調理した野菜(豆は除く)
全粒穀物(小麦、トウモロコシ、玄米、ポップコーン)
ホットシリアル
肉製品(加糖)
全粒粉パスタ
果実

虫歯になる可能性が低い

生野菜
豆
乳製品
肉、魚、鶏肉
卵
油脂
お茶、コーヒー(糖分なし)
砂糖代替品(ステビア、マンニトール、ソルビトール)

虫歯から歯を守る可能性がある

チーズ
木の実
椎茸
キシリトール
塩

同様に、食間に炭酸飲料を少しずつ飲むことは、食事と一緒に一気に飲むよりもよくありません。少量の食事を何度も取ったり、絶えず間食をしたり、炭水化物が豊富な食べ物ばかりを食べていると、口腔内は酸性状態が長い間続き、歯は再石灰化することがまったくできません。

食間におやつは食べないほうがよいでしょう。もし何か食べるのであれば、チーズ、肉、卵、木の実、生野菜か低炭水化物のものにするべきです。甘い物は避けましょう。酸性度が上昇するだけでなく、象牙細管の液体の流れが逆になり、酸と細菌が歯の中に引っ張り込まれます。炭水化物を食べたときには、水を飲んで口をすすぐか、キシリトール入りのガムを噛みましょう。チーズを少し、あるいは木の実を何粒か食べるだけで酸生成細菌に対抗するのに役立ちます。

夜遅くや就寝直前に食べることはやめましょう。食片が口腔内に一晩中残り、細菌に十分なエサを与えることになります。夜の間、唾液の分泌は止まるため、酸は緩衝されません。口は酸性状態になって、歯は一晩中脱灰され続けます。

解毒プログラム

オイルプリング・セラピーのプログラムをこれまで説明した通りに行えば、数日経たないうちに、体が改善し始めるかもしれません。一般的に、小さな問題であれば数週間で改善します。慢性的な疾患は、数カ月、あるいは1年以上かかるかもしれません。健康障害によっては、オイルプリングと食事の調整以上のことが必要になる可能性があります。

何年間も蓄積されてきた毒素や、体の損傷から回復するには、他の治療を追加する必要があるかもしれません。オイルプリングは非常に効果的な解毒方法で、他の浄化法と合わせて行うと、いずれかを単独で行うより非常に強力な組み合わせになります。

解毒には多くの種類や方法があります。既成の解毒に関する商品は大方の健康食品店で入手できます。最も効果的な解毒法は何年も前からあり、時間をかけて証明されてきました。大抵の解毒法は介助が不要です。断食、ジュース断食、スエット・セラピー（サウナ）などの伝統的な方法は、今でも一般的な解毒法と考えられています。

解毒法については、たくさんの本が出版されています。その中で良いものの1冊が私の著書、『The Detox Book : How to Detoxify Your Body to Improve Your Health, Stop Disease, and Reverse Aging（解毒ブック：体を解毒し、健康を回復し、病を食い止め、若返る）』です。この本では水だけの断食、ジュース断食、酸素セラピー、運動による解毒、熱治療、腸洗浄、腎臓洗浄、肝臓洗浄、ハーブによる解毒、そして精神的・感情的な浄化に至るさまざまな解毒法を説明しています。食事の選択の詳細や、解毒方法と効果がある理由も述べています。もう1冊は『Coconut Water for Health and Healing（健康と治癒のためのココナッツウォーター）』で、ジュースや水だけの断食と比べ、ココナッツウォーターによる解毒が多くの点で優れていることを説明しています。

オイルプリングによる健康法

日々のメンテナンスとしてのオイルプリング

繰り返しになりますが、オイルプリングをしても、歯磨きは必要です。毎日、食後の歯磨きは続けましょう。虫歯や歯肉の問題がなく、健康であれば、オイルプリングを1日1回か2回行うだけで健康を維持するのに十分でしょう。

オイルプリングは最低朝1回、朝食前に行うべきでしょう。2回でもよくて、その場合は昼食の直前か、夕食後から就寝までの間が最もよいでしょう。

オイルプリングをした後、寝るまでの間に間食をしてはいけません。口がきれいで、pHバランスが取れた状態で寝ましょう。

セラピーとしてのオイルプリング

歯周病、虫歯、あるいは他に深刻な健康障害がある場合は、オイルプリング・セラピーの手順に従うことをお勧めします。オイルプリングは1日最低3回、食事の前に行いましょう。私が「薬用ココナッツオイル」と呼んでいるものを使いましょう。

薬用ココナッツオイルのつくり方は、ココナッツオイル大さじ1杯にオレガノかクローブのオイルを1滴加えます。オレガノやクローブのオイルは抗菌作用があり、口腔内の細菌やウイルスなどの殺菌に役立ちます。クローブオイルは実際、歯科医師が口腔内の殺菌に利用しています。歯科医院に行くと通常する匂いがクローブオイルの匂いです。健康食品店で販売されているエッセンシャルオイルを使うか、インターネットで購入しましょう。こうしたオイルは非常に強力なので、皮膚がひりひりすることがあります。また、口腔内感染がひどい場合は、ココナッツオイル大さじ1杯にオレガノかクローブのオイルを2滴入れてみましょう。

次に、30〜50㎎のコエンザイムQ10のカプセルの中身をオイルに加えます。カプセルを開けるのは難しいので、カプセルを切り開く代わりに口に入れて、歯で噛みましょう。中身を吸い出して、カプセルは捨てます。そしてココナッツオイルとオレガノオイルを混ぜたものをスプーン1杯分使います。

コエンザイムQ10は、歯周病のある歯肉に局所的に塗布すると、治癒が早まることが明らかになっています。コエンザイムQ10の抗酸化作用が治癒の助けになります。

普段飲んでいるココナッツオイルの量に応じて、この処方量を2〜3倍にしましょう。口腔内が感染している間は、薬用ココナッツオイルを使ってください。

また、朝は歯を磨いた後、3%の過酸化水素水で口をすすぐことをお勧めします。過酸化水素水は歯科医師が歯の漂白や殺菌に利用しています。細菌、ウイルスは酸素が過剰な状態に耐えられないため、3%の過酸化水素水（水

薬用ココナッツオイルの材料

- ココナッツオイル　大さじ1杯
- オレガノかクローブのオイル　1〜2滴
- 30〜50㎎のコエンザイムQ10　カプセル1個

97%、過酸化水素3%)で殺菌ができます。過酸化水素水は、非常に有効な殺菌剤で、効果的なマウスウォッシュになります。過酸化水素水は市販のマウスウォッシュより効果が高く、安価です。歯磨きの後1日1回、できれば朝、細菌の数が最も多いときに3%の過酸化水素水で口をすすぎましょう。

過酸化水素水が細菌と接触すると、酸素が放出されて溶液は泡立ちます。これは殺菌している証拠で、口腔内は細菌で溢れているため、少し入れただけでも泡立ちます。口の中で十分動かしてから吐き出します。基本的に水と死んだ細菌ですから、流しに吐き出しても大丈夫です。

感染が続き、痛みがある場合は、綿花を過酸化水素水に浸して口腔内の歯の横に入れます。綿花は10分間そのままにします。痛みが治まるまでこれを1日2~3回繰り返します。おそらく、痛みは1日で消えるはずです。痛みが3日以上続くようなら、歯科医師のところに行きましょう。

歯科疾患がある場合は、口腔内をできるだけきれいにしておくことが重要です。外出しているときも歯の手入れをする必要があります。食後に歯を磨けないときは、キシリトール入りマウスウォッシュか、重曹水で口をすすぎ、食べかすを取り除き、pHを安定させます。キシリトール入りマウスウォッシュや重曹水がないときは、塩水で口をすすいでもかまいません。

オイルプリングの安全性

オイルプリングはまったく害がありません。植物油を口に入れるだけで、飲み込むこともしません。これ以上に無害なことがあるでしょうか。

女性は生理中、妊娠中や授乳中にもできます。どのような疾患にかかっていても、肉体的に困難な場合を除き、オイルプリングはできます。どのような投薬にも作用しないため、禁忌はありません。唯一注意するのは、飲み込まずに口の中をすすげる年齢であるかどうかです。一般的に、5歳以上であればオイルプリングはできます。

オイルプリング・セラピーのまとめ

本章で概略を説明している通りに、「ファイフ博士のオイルプリング・セラピー」のプログラムに従っていくことで、オイルプリングの解毒効果が高まり、口腔内の状態は望ましい方向に恒久的に変わります。有害、あるいは病を引き起こす細菌が減少し、害が少ない細菌に有利になり、健康的な口腔環境が生まれて、体全体の健康が増進します。

最後に、このプログラムの主要点を簡単にまとめます。それぞれの詳細は、本章より前の各テーマをお読みください。

健康的な食事

食事は主に新鮮な（できれば有機の）果実、野菜、肉、卵、乳製品、木の実や種子、全粒穀物で構成すべきでしょう。加工食品、インスタント食品、特に精製された穀物と甘い物は避けましょう。多価不飽和脂肪酸、水素添加された硬化油も避けましょう。

ココナッツオイルの摂取

毎日大さじ1～4杯のココナッツオイルを摂取しましょう。調理用の油やサプリメントとしてココナッツオイルを使いましょう。植物油の使用は量を減らすか、使用をやめましょう。

水分摂取

毎日、体重12kg当たりコップ1杯の水（360mL）を飲みましょう。フッ素や塩素が入っていない純水が最もよいでしょう。

ビタミンとミネラル

ビタミンC（500～1000mg）を含め、マルチビタミンやマルチミネラルのサプリメントを毎日摂取しましょう。サプリメントのカルシウムの上限は400～600mgとし、これに対応してマグネシウムも400～600mg摂取しましょう。

デンタルケア

毎日必要に応じて、歯を磨き、デンタルフロスを使いましょう。歯科の定期検診を受けることも大切です。根管治療した歯やアマルガムがある場合は、自分が満足できるような問題の解決に向けて、適切な段階を踏んでいきましょう。アマルガムがある場合、次項の水銀解毒法を毎日行って、水銀への曝露を減らしましょう。

水銀の解毒（アマルガムの詰め物がある場合）

微量ミネラル

微量ミネラルの亜鉛（15mg）、セレン（70mcg）、銅（2mg）の推奨量をサプリメントで毎日摂取しましょう。亜鉛と銅の摂取比率は約8対1です。微量ミネラルのサプリメントは、朝食と一緒に摂取しましょう。

コリアンダー

毎日、新鮮なコリアンダーを刻んだものを大さじ1杯分食べましょう。

食物繊維

野菜、木の実、種子や全粒穀物などの高繊維質の食べ物を、日々の食事の一部として摂りましょう。食事に加えて、小麦ふすまを大さじ1〜2杯、イノシトール6リン酸のサプリメントを1〜2g、またはクロレラ3gのいずれかを摂りましょう。キレート剤のサプリメントは、昼食か夕食前、または食事とともに摂ります。朝食時に微量ミネラルのサプリメントと一緒に取らないように注意しましょう。

抗酸化物質

毎日、ビタミンA、ビタミンC、ビタミンE、αリポ酸、コエンザイムQ10の各推奨量、あるいは望ましい量をサプリメントで摂取しましょう。朝食時にミネラルのサプリメントと一緒に摂りましょう。

薬品

必ずしも必要ではないあらゆる薬品、そして煙草とアルコール製品はすべて避けましょう。

健康的なpHの維持

食べる食品の種類と、それが口腔内のpHに与える影響には注意しましょう。大半の甘い食べ物と精製された穀物製品は量を減らすか、食べないようにしましょう。炭水化物は食事のときに食べます。食間のおやつは避けましょう。間食をするときには、虫歯になる可能性が低いものにしましょう。昼食と夕食後は、口をキシリトール入りマウスウォッシュ、重曹水、もしくは塩水を使ってすすぎましょう。

水しか利用できない場合は、水ですすいでも構いません。歯を磨いてもよいですが、pHの調整と食べかすを取り除くには口をすすぐほうが効果的です。

解毒プログラム

オイルプリングは他の解毒法と組み合わせることで、特に慢性的で治療が困難な症状の場合、より効果的な浄化や治癒につながる可能性があります。

日々のメンテナンスとセラピー

日々の体のメンテナンスとして、オイルプリングは1日に1～2回行いましょう。歯科疾患や他の健康障害がある場合には、薬用ココナッツオイルを使って1日3回行いましょう。口腔内に感染がある場合は、朝、歯を磨いた後に3%の過酸化水素水で口をすすぎましょう。

成功するために必要なこと

オイルプリングが成功するかどうかは、私のオイルプリング・セラピーのプログラムに忠実に従うかどうかによって決まります。望んでいたメリットが得られない場合は、プログラムに忠実に従っているか見直してみましょう。規則を曲げてしまいやすいのは食事です。健康の助けにならない食べ物を食べる理由を正当化するのは簡単です。また、自分が普段、どれほどこの手の食べ物を食べているのか、気づいていないことがよくあります。

さまざまな人の考え方や好みに合うよう、食事の推奨内容は、意図的に幅広く、単純にしました。推奨している食事の中心的な考え方は、健康に悪影響を与える可能性が高い食べ物を避けるというものです。それは加工食品、インスタント食品、缶、袋、段ボールやプラスチックに入っている食べ物です。ごく少数の例外を除き、こうした食品は栄養が不足し、問題が多い添加物や汚染物質がたっぷり入っています。食事はあなたの健康に影響を与える最も重要な要因です。健康に問題をかかえているなら、食事は少なくともその一因である可能性があります。

オイルプリングは非常に強力で、体によい食事や、他の健康増進への取り組みと合わせて行えば、驚くほどの効果をもたらします。オイルプリングはすべての健康障害の解決策ではないかもしれませんが、著しい回復をもたらす可能性があります。いわゆる不治の病と呼ばれているものも含め、さまざまな症状を自己治癒させる可能性をもたらします。

変化をすぐに感じるかもしれませんし、時間がかかることもあるでしょう。回復のペースは緩やかで、変化は微妙なこともあります。ですから、気づかずにいて、ある日振り返ってみると「今年は風邪を引かなかった」とか、「アレルギー症状が今シーズンはあまり出なかった」と言っているかもしれません。改善が明らかにわかるのは、口腔内の健康です。息が爽やかになり、歯肉が健康的になり、歯がきれいになります。それだけでも、オイルプリングをする価値は十分あると言えるでしょう。

appendix

［付録］

Q&A

［Q＆A］

オイルプリングの神話と誤解

インターネット上には、オイルプリングに効果がある理由や手順についての説明、理論、方法がたくさん掲載されています。しかし、残念ながら、こうした情報の大半は間違っています。オイルプリングについての信頼できる情報が不足しているため、ネットは神話と誤解で溢れていました。

ネットには、誰でも、何でも掲載できることは覚えておいてください。真実・正確である必要はありません。ネットは間違った情報が掲載されていることがよくあります。むやみに信じてはいけません。情報源に注意しましょう。研究や学術機関、素晴らしい資格を持った人であれば、信頼度はかなり高いでしょう。単に誰かの意見であれば、その正確度は低いでしょう。

ネット上には間違った情報があるため、多くの人はオイルプリングに疑問を持っていると思います。ここでは、そのようないくつかの質問にお答えしていきます。

Q——**オイルプリングを行う際は、水を飲んでからオイルを口に含むまで、最低1時間待たなければいけませんか？**

A——一部の情報源では、オイルプリングの前、1時間は水を飲んではいけないと主張しています。これは明らかに間違っています。実際には、オイルプリングの直前に少し水を飲んだほうがよいでしょう。そうすれば適切に水分が補給されて、オイルプリングで必要な唾液を生成できます。朝起きたときには、しばしば脱水状態になっています。オイルプリングの前には、水分補給を適切に行っておく必要があります。

Q——**オイルプリングをするには、食後最低4時間待たなければいけませんか？**

A——オイルプリングはいつでもできます。食べ物が消化されるまで待ったほうがよいのは、オイルプリングによって鼻水やたんなどがたくさん放出される可能性があるからです。それらが胃の運動を妨げて、吐き気を催すことがあります。オイルを口に入れることに慣れていない初心者は、食後最低1～2時間待ったほうがよいでしょう。しかし、慣れている人は待つ必要はありません。

Q——ごま油かひまわり油を使わなければいけませんか？

A——いいえ。この2種類のオイルは、インターネットでよく勧められていますが、他のオイルと変わりません。私が勧めているココナッツオイルほど、健康面で多くのメリットはありません。

Q——オイルプリングは、口腔内の血管の血流から、毒素を取り出すのでしょうか？

A——これはオイルプリングが体を解毒できる理由の説明として人気がありますが、理にかなっていません。この理論だと、毒素を排除するには、直接オイルと毒素が接触する必要があります。つまり、オイルは口腔粘膜から吸収されて、血流に入らなければなりません。そして毒素を捕まえて、直ちに粘膜に取り込まれ、血流に流される前に口腔に戻らなければなりません。仮に、オイルが血流を瞬時に出入りできたとしても、どの物質が毒素で排除する必要があり、どの物質は無害でそのまま置いておくことができると判断するのでしょう。そんなことはできません。オイルは細菌やウイルスなどを、血液ではなく口腔内で吸収して解毒します。

Q――オイルは大さじ1杯使わなくてはいけませんか？

A――いいえ。自分が楽にできる量を使いましょう。大さじ1杯は多くの人にとって多すぎる可能性があります。オイルプリングをしていると、唾液が分泌されてさらに口の中がいっぱいになります。ですから、あまりたくさんのオイルは使わないほうがよいでしょう。

Q――オイルプリングの効果は、オイルの必須脂肪酸によるものという話を聞きました。必須脂肪酸が不足している人は、必須脂肪酸をオイルから取り込むのですか？

A――オイルを何分間か口に入れて吐き出すことで、大量の脂肪酸が吸収されることはありません。口に入れるオイルは最終的には吐き出します。また、ごま油やひまわり油に含まれている主な必須脂肪酸はリノール酸です。この脂肪酸は肉、卵、牛乳、野菜、穀物やあらゆる加工食品などのほぼすべての食べ物に含まれています。通常の食事に含まれるリノール酸の量は、ごま油かひまわり油大さじ1杯から得られるリノール酸よりはるかに多いです。ですから、オイルプリングで使う少量のオイルに脂肪酸に関する効果はありません。

Q——低温圧搾された植物油か、有機の植物油を使わなければなりませんか？

A——精製度が低いオイルのほうが、精製油より健康的という考えから、多くのウェブサイトでは低温圧搾されたオイルか有機オイルのみを使うよう勧めています。有機オイルや低温圧搾オイルと、完全に精製されたオイルでオイルプリング自体の効果は変わりません。カラチュ博士は、精製オイルを勧めています。一部のウェブサイトが博士の言葉を引用し、「精製」を「低温圧搾」や「未精製」に変えました。カラチュ博士のネット上の引用は、一部のサイトでは変更されているため、そのまま受け取れません。また、こうして変更された文章を、知らないまま自分のウェブサイトにコピーし、掲載している人たちもいます。

Q——オイルが白くなるまで待ってから吐き出す必要がありますか？

A——オイルと唾液が混ざったものが作用していく過程で、小さな気泡がたくさんできて白くなります。ですが、色がとても薄いか、色がないオイルで始めたときにしか白くなりません。コーンオイルのような濃い黄色のオイル、あるいはオリーブオイルのような濃い緑のオイルを使うと、最終的には黄色か緑っぽいオイルになり、白くはなりません。この場合、どれほど長く、強く口をすすいでも白にはなりません。

Q――**完全に20分間する必要はありますか?**

A――これは「歯を全部磨く必要がありますか?」と聞いているようなものです。歯を1分しか磨かなければ、どの程度きちんと磨けますか? あまり磨けません。オイルプリングも同じことです。十分に時間をかける必要があり、それが15~20分です。しかし、急いでいて5~10分しかできなくても、まったくしないよりはよいでしょう。

Q――**オイルプリングの間、ずっと口にしっかり集中していなければいけませんか?**

A――オイルプリングの間、座禅を組んで、呪文を唱えている必要はありません。情報源によっては、何もしないで、口に全神経を集中するよう勧めているものもありますが、そんなことをする必要はありません。他のことを同時にして、時間を有効に使ってください。そのほうが時間が早く過ぎて、オイルプリングも快適に感じられます。オイルプリングの間にシャワーを浴びたり、朝食の準備をしたり、散歩をしたり、新聞を読んだり、コンピューターで仕事をしてください。その時間に何か有益なことができれば、続けられる可能性は高いでしょう。そして、負担にならずに、日常生活の一部としてオイルプリングを行いやすくなります。

Q――オイルプリングはほぼ何でも治せるのでしょうか？

A――オイルプリングは治療ではありません。口から細菌を排除し、免疫系の過剰な負担を取り除くことで、体の健康を回復できるようにする手段です。この手段によって多くの健康障害を解決できますが、すべてではありません。オイルプリングが何でも治療できる、何でも治すと考えるのは非現実的です。特定の健康の問題が解決しなくても、がっかりしないでください。原因は、口腔内の健康や免疫機能とは、無関係なのかもしれません。

Q――オイルをただ口の中に入れておくだけで、同じ成果が得られますか？

A――いいえ。それではエンジンを切ったまま、車の中に座っているようなものです。あなたは車の中にいますが、どこにも行きません。エンジンをかけて、動き出す必要があります。同様に、オイルを口の中で動かして、歯の間に吸い入れたり押し出したりして、細菌を歯の間や歯肉から引っ張り出さなければいけません。

Q——オイルプリングをする度に吐き気がしますが、どうすればよいでしょう？

A——これはオイルの味が苦手か、オイルが口の中に入っている感じが嫌いな初心者に起こりやすいことです。いずれ口の中にオイルが入っていることに慣れて、不快感は減ります。それまでの間は吐き気がしたら、オイルを吐き出しましょう。喉にたんがあったら咳払いをして出して、水を飲んでからやり直しましょう。また、シナモンやペパーミントのオイルを数滴加えると、味がよくなります。

Q——オイルプリングをする際に服用してはいけない薬や、オイルプリングの邪魔になる薬はありますか？

A——オイルプリングはまったく無害で、どのような薬にも作用しません。

Q——オイルプリングは、妊娠中や授乳中に行っても安全でしょうか？

A——オイルプリングは細菌の量を減らして体の負担を減らします。それによって免疫系の働きがよくなります。免疫系の働きが向上することによって、胎児の発達や母乳の質は改善します。

Q——他の人が報告しているような改善が、なぜ私には見られないのでしょう?

A——改善が見られない最大の理由は、オイルプリング・セラピーのプログラム通りに行っていないからです。例えば、ジャンクフードを食べ続ける、オイルプリングを5分もしない、毎日行わない、水分を十分摂らないなどが考えられます。健康を損なうことを続けていては、回復は期待できません。やっていることがすべて正しくても、結果が出るまでには時間が必要です。一晩で奇跡が起こると期待しないでください。その人の状況によっては何カ月も、あるいは何年もかかるかもしれません。口腔内の健康や免疫機能と無関係に起こる健康障害もあります。こうした問題は、オイルプリング・セラピーでは完全に対応できません。しかし、オイルプリングが特定の疾患を治癒しないからといって、役に立たないわけではありません。少なくとも口腔内を健康に保ち、将来起こりうる問題を防いでくれるでしょう。

Bibliography
[参考文献]

- Anonymous. Phillips Blotting Technique. Price-Pottenger Nutrition Foundation.
- Breiner, M.A. Whole Body Dentistry. 1999. Quantum Health Press.
- Bryson, C. Fluoride Deception. 2006. Seven Stories Press.
- Cutler, A.H. Amalgam Illness Diagnosis and Treatment: What You Can Do to Get Better, How Your Doctor Can Help. 1999. Andrew Hall Cutler.
- Fife, B. Coconut Cures: Preventing and Treating Common Health Problems with Coconut. 2005. Piccadilly Books, Ltd.
- Fife, B. The Coconut Oil Miracle, 4th Ed. 2004. Avery Publishing.
- Fife, B. Coconut Water for Health and Healing. 2008. Piccadilly Books, Ltd.
- Fife, B. The Detox Book: How to Detoxify Your Body to Improve Your Health, Stop Disease and Reverse Aging, 2nd Ed. 2001. Piccadilly Books, Ltd.
- Fife, B. The Healing Crisis, 2nd Ed. 2002. Piccadilly Books, Ltd.
- Fife, B. Virgin Coconut Oil: Nature' s Miracle Medicine. 2006. Piccadilly Books, Ltd.
- Groves, B. Fluoride: Drinking Ourselves to Death. 2002. New Leaf.
- Huggins, H. It' s All in Your Head: The Link Between Mercury Amalgams and Illness. 1993. Avery Publishing.
- Huggins, H. Solving the MS Mystery: Help, Hope and Recovery. 2002 Matrix, Inc.
- Huggins, H. and Levy, T. Uninformed Consent: The Hidden Dangers in Dental Care. 1999. Hampton Roads Publishing Company.
- Kulacz, R. and Levy, T.E. The Roots of Disease: Connecting Dentistry and Medicine. 2002. Xlibris Corp.
- Price, W.A. Dental Infections, Vol. 1 & 2. 1923. Price-Pottenger Nutrition Foundation.
- Price, W.A. Nutrition and Physical Degeneration, 8th Ed. 2008. Price-Pottenger Nutrition Foundation.
- Stockton, S. Beyond Amalgam: The Hidden Health Hazard Posed by Jawbone Cavitations, 2nd Ed. 2000. Power of One Publishing.
- Yiamouyiannis, J. Fluoride the Aging Factor: How to Recognize and Avoid the Devastating Effects of Fluoride, 3rd Ed. 1993. Health Action Press.
- Ziff, S. Silver Dental Fillings: The Toxic Time Bomb. 1986. Aurora Press.

References

［出典］

Chapter 1――新しい健康法

- Cromie, W.J. Discovering who lives in your mouth: Bacteria give clues to cancer and gum disease. Harvard University Gazette, August 22, 2002.

Chapter 2　細菌・真菌と虫歯

- Pihlstrom, B.L., et al. Periodontal diseases. Lancet 2005;366:1809-1820.

Chapter 3　病気は口から始まる

- Hughes, R.A. Focal infection revisited. Br J Rheumatol 1994;33:370-377.
- Sconyers, J.R., et al. Relationship of bacteremia to tooth-brushing in patients with periodontitis. J Am Dent Assoc 1973;87;616-622.
- Fine, D.H. and Stuchell, R. Correlation of levels of inflammation and inward particle penetration in human gingival. J Dent Res 1977;56:695-696.
- Miller, W.D. The human mouth as a focus of infection. Dent Cosmos 1891;33:689-695.
- Hunter, W. Oral sepsis as a cause of disease. Lancet 1900;i:215-216.
- Hunter, W. The coming of age of oral sepsis. Br Med J 1921;i:859-861.
- Billings, F. Chronic focal infections and their etiological relations to arthritis and nephritis. Arch Int Med 1912;9:484-498.
- Rosenow, E.C. Focal infection and elective localization of bacteria in appendicitis, ulcer of the stomach, cholecystitis and pancreatitis. Surg Gynecol Obstet 1921;33:19-26.
- Mayo, C.H. Focal infection of dental origin. Dental Cosmos 1922;64:1206-1208.
- US Department of Health and Human Services. Oral health in America: A report of the surgeon general. Rockville, MD:US Department of Health and Human Services, National Institute of Dental and Craniofacial Research, National Institutes of Health; 2000. Available at: http://www2.nidcr.nih.gov/sgr/sgrohweb/home.htm.
- Eggleston, D.J. Teeth and infective endocarditis. Aust Dent J 1975;20:375-377.
- Spaulding, C.R. and Friedman, J.M. Subacute bacterial endocarditis secondary to dental infection. A case report. NY J Med 1975;41:292-294.
- Kraut, R.A. and Hicks, J.L. Bacterial endocarditis of dental origin:report of a case. J Oral Surg 1976;34:1031-1034.

- Kaplan, E.L. Prevention of bacterial endocarditis. Circulation 1977;56:139a-143a.
- Oakley, C.M. Prevention of infective endocarditis. Thorax 1979;34:711-712.
- Thornton, J.B. and Alves, J.C. Bacterial endocarditis. A retrospective study of cases admitted to the University of Alabama hospitals from 1969 to 1979. Oral Sur Oral Med Oral Pathol 1981;52:379-383.
- Bayliss, R., et al. The teeth and infective endocarditis. Br Heart J 1983;50:506-512.
- Siegman-Igra, Y., et al. Endocarditis caused by Actinobacillus actinomycetemcomitans. Eur J Clin Microbiol 1984;3:556-559.
- Lieberman, M.B. A life-threatening, spontaneous, periodontitis-induced infective endocarditis. J CA Dent Assoc 1992;20:37-39.
- Anonymous, Bad teeth and gums a risk factor for heart disease? Harvard Heart Letter 1998;9:6.
- Millman, C. The route of all evil. Men' s Health 1999;14:102.
- DeStefano, F., et al. Dental disease and risk of coronary heart disease and mortality. BMJ 1993;306:688-691.
- Muhlestein, J.B. Chronic infection and coronary artery disease. Med Clin North Am 2000;84:123.
- Kozarov, E.V., et al. Detection of bacterial DNA in atheromatous plaques by quantitative PCR. Microbes Infect 2006;8:6887-693.
- Kozarov, E.V., et al. Human atherosclerotic plaque contains viable invasive Actinobacillus actinomycetemcomitans and Porphyromonas gingivalis. Arterioscler Thromb Vasc Biol 2005;25:17-18.
- Beck, J.D., et al. Periodontal disease and cardiovascular disease. J Periodontal 1996;67Suppl:1123-1137.
- Carter, T.B., et al. Severe odontogenic infection associated with disseminated intravascular coagulation. Gen Dent 1992;40:428-431.
- Currie, W.J. and Ho, V. An unexpected death associated with an acute dentoalveolar abscess—report of a case. Br J Oral Maxillofac Surg 1993;31:296-298.
- Syrajanen, J., et al. Dental infections in association with cerebral infarction in young and middle-aged men. J Intern Med 1989;225:179-184.
- Mattila, K.J., et al. Association between dental health and acute myocardial infarction. BMJ 1989;298:779-781.
- Mattila, K.J., et al. Dental infections and coronary atherosclerosis. Atherosclerosis 1993;103:205-211.
- Sikku, P., et al. Chronic Chlamydia pneumoniae infection as a risk factor for coronary heart disease in the Helsinki Heart Study. Ann Intern Med 1992;116:273-278.

- Roivainen, M., et al. Infections, inflammation, and the risk of coronary heart disease. Circulation 2000;101:252-257.
- Morer, G. Arthritis of the knee healed after dental avulsion. Nouv Presse Med 1975;4:2338.
- Miller, W.D. The human mouth as a focus of infection. Dent Cosmos 1891;33:689-695.
- Hunter, W. Oral sepsis as a cause of disease. Lancet 1900;i:215-216.
- Billings, F. Chronic focal infections and their etiological relations to arthritis and nephritis. Arch Int Med 1912;9:484-498.
- Billings, F. Chronic focal infection as a causative factor in chronic arthritis. J Am Med Assoc 1913;61:819-822.
- Davidson, L.S.P., et al. Focal infection in rheumatoid arthritis. Ann Rheum Dis 1949;8:205-209.
- Rashid, T. and Ebringer, A. Rheumatid arthritis is linked to Proteus—the evidence. Clin Rheumatol 2007;26:1036-1043.
- Astrauskiene, D. and Bernotiene, E. New insights into bacterial persistence in reactive arthritis. Clin Exp Rheumatol 2007;25:470-479.
- Kirdis, E., et al. Ribonucleotide reductase class III, an essential enzyme for the anaerobic growth of Staphylococcus aureus, is a virulence determinant in septic arthritis. Microb Pathog 2007:43:179-188.
- Lens, J.W. and Beertsen, W. Injection of an antigen into the gingival and its effect on an experimentally induced inflammation in the knee joint of the mouse. J Periodont Res 1988;23:1-6.
- Rubin, R., et al. Infected total hip replacement after dental procedures. Oral Surg 1976;41:18-23.
- Schurman, D.J., et al. Infection in total knee joint replacement, secondary to tooth abscess. West J Med 1976;125:226-227.
- Jacobsen, P.L. and Murray, W. Prophylactic coverage of dental patients with artificial joints: a retrospective analysis of thirty-three infections in hip prostheses. Oral Surg 1980;50:130-133.
- Lindqvist, C., et al. Dental x-ray status of patients admitted for total hip replacement. Proc Finn Dent Soc 1989;85:211-215.
- Newman, H.N. Focal sepsis—modern concepts. J Irish Dent Assoc 1986;14:53-63.
- Scannapieco, F.A., et al. Oral bacteria and respiratory infection: effects on respiratory pathogen adhesion and epithelial cell proinflammatory cytokine production. Annals of Periodontology 2001;6:78-86.
- Latronica, R.J. and Shukes, R. Septic emboli and pulmonary abscess secondary to odontogenic infection. J Oral Surg 1973;31:844-847.

- Rams, T.E. and Slots, J. Systemic manifestations of oral infections. In: Contemporary Oral Microbiology and Immunology. Slots J., Taubaman, M.A. editors. St. Louis: Mosby, 1992;500-510.
- Loesche, W.J., et al. A possible role for salivary bacteria in aspiration pneumonia. J Dent Res 1995;74:127.
- Von Mutius, E. Of attraction and rejection—asthma and the microbial world. N Engl J Med 2007;357:1545-1547.
- Kraft, M., et al. Mycoplasma pneumoniae and Chlamydia pneumoniae in asthma: effect of clarithromycin. Chest 2002;121:1782-1788.
- Gibbs, R.S., et al. A review of premature birth and subclinical infection. Am J Obstet Gynecol 1992;166:1515-1528.
- Offenbacher, S., et al. Actinobacillus actinomycetemcomitans infection associated with low birth weight. J Dent Res 1993;72:2157.
- Offenbacher, S., et al. Periodontal infection as a risk factor for preterm low birth weight. J Periodont 1996;67(10 Suppl):1103-1113.
- Moliterno, L.F., et al. Association between periodontitis and low birth weight: a case-control study. J Clin Periodontol 2005;32:886-890.
- Krejci, C.B. and Bissada, N.F. Women' s health issues and their relationship to periodontitis. J Am Dent Assoc 2002;133:323-329.
- Leon, R., et al. Detection of Porphyromonas gingivlis in the amniotic fluid in pregnant women with a diagnosis of threatened premature labor. J Periodontol 2007;78:1249-1255.
- Herrera, J.A., et al. Periodontal disease severity is related to high levels of C-reactive protein in pre-eclampsia. J Hypertens 2007;25:1459-1464.
- Mapstone, N.P., et al. Identification of Helicobacter pylori DNA in the mouth and stomachs of patients with gastritis using PCR. J Clin Pathol 1993;46:540-543.
- Nguyen, A.M., et al. Detection of Helicobacter pylori in dental plaque by reverse transcription-polymerase chain reaction. J Clin Microbiol 1993;31:783-787.
- Van Dyke, T.E., et al. Potential role of microorganisms isolated from periodontal lesions in the pathogenesis of inflammatory bowel disease. Infect Immun 1986;53:671-677.
- Dickinson, C.J. Mouth bacteria as the cause of Paget' s disease of bone. Med Hypotheses 1999;52:209-212.
- Yoshihara, A. et al. A longitudinal study of the relationship between periodontal disease and bone mineral density in community-dwelling older adults. J Clin Periodontol 2004;31:680-684.
- Lerner, U.H. Inflammation-induced bone remodeling in periodontal disease and the influence of post-menopausal osteoporosis. J Dent Res 2006;85:596-607.

•Ebisu, S. and Noiri, Y. Oral biofilms and bone resorption. Clin Calcium 2007;17:179-184.
•Nishimura, F., et al. Periodontal disease and diabetes mellitus: the role of tumor necrosis factor-alpha in a 2-way relationship. J Periodontol 2003;74:97-102.
•Mealey, B.L. and Rethman, M.P. Periodontal disease and diabetes mellitus. Bidirectional relationship. Dent Today 2003;22:107-113.
•Mealey, B.L. and Oates, T.W. Diabetes mellitus and periodontal diseases. J Periodontol 2006;77:1289-1303.
•Engebretson, S., et al. Plasma levels of tumour necrosis factor-alpha in patients with chronic periodontitis and type 2 diabetes. J Clin Periodontol 2007;34:18-24.
•Grossi, S.G. Treatment of periodontal disease and control of diabetes: an assessment of the evidence and need for future research. Ann Periodontol 2001;6:138-145.
•Lacopino, A.M. Periodontitis and diabetes interrelationships: role of inflammation. Ann Periodontol 2001;6:125-137.
•Pucher, J and Stewart, J. Periodontal disease and diabetes mellitus. Curr Diab Rep 2004;4:46-50.
• Aldous, J.A., et al. Brain abscess of odontogenic origin: A case report. J Am Dent Assoc 1987;115:861-863.
•Marks, P.V., et al. Multiple brain abscesses secondary to dental caries and severe periodontal disease. Br J Oral Maxillofac Surg 1988;26:244-247.
•Andrews, M. and Franham, S. Brain abscess secondary to dental infection. Gen Dent 1990;38:224-225.
•Hedstrom, S.A., et al. Chronic meningitis in patients with dental infections. Scand J Infect Dis 1980;12:117-1121.
•Zachariades, N., et al. Cerebral abscess and meningitis complicated by residual mandibular ankylosis. A study of the routs that spread the infection. J Oral Med 1986;41:14-20.
•Fernando, I.N. and Phipps, J.S.K. Dangers of an uncomplicated tooth extraction. A case of Streptococcus sanguis meningitis. Br Dent J 1988;165:220.
•Perna, E., et al. Actinomycotic granuloma of the gasserian ganglion with primary site in a dental root. A case report. J Neurosurg 1981;54:553-555.
•Barrett, A.P. and Buckley, D.J. Selective anaesthesias of peripheral branches of the trigeminal nerve due to odontogenic infection. Oral Surg 1986;62:226-228.
•Kim, J.M., et al. Dental health, nutritional status and recent-onset dementia in a Korean community population. Int J Geriatr Psychiatry 2007; 22:850-855.
•Nakayama, Y, et al. Oral health conditions in patients with Parkinson' s disease. J Epidemiol 2004;14:143-150.
•McGrother, C.W., et al. Multiple sclerosis, dental caries and fillings: a case study. Br Dent J

1999;187:261-264.
- Stein, P.S., et al. Tooth loss, dementia and neuropathology in the Nun study. J Am Dent Assoc 2007;138:1314-1322.
- Zigangirova, N.A. and Gintsburg, A.L. Molecular approach for development of new medicaments for chronic infections treatment. Zh Mikrobiol Epidemiol Immunobiol 2007;(4):103-109.
- Crippin, J.S. and Wong, K.K. An unrecognized etiology for pyogenic hepatic abscesses in normal hosts: dental disease. Am J Gastroenterol 1992;7:1740-1743.
- Kshirsagar, A.V., et al. Periodontal disease is associated with renal insufficiency in the Atherosclerosis Risk in Communities (ARIC) study. Am J Kidney Dis 2005;45:650-657.
- Pollmacher, T., et al. Influence of host defense activation on sleep in humans. Adv Neuroimmunol 1995;5:155-169.
- Kirch, W. and Duhrsen, U. Erythema nodosum of dental origin. Clin Invest 1992;70:1073-1078.
- Smith, A.G., et al. Fulminant odontogenic sinusitis. Ear Nose Throat J 1979;58:411-412.
- Miller, E.H. and Kasselbaum, D.K. Managing periorbital space abscess. Secondary to dentoalveolar abscess. J Am Dent Assoc 1995;126:469-472.
- Ishak, M.A., et al. Endogenous endophthalmitis caused by actinobacillus actinomycetemcomitans. Can J Ophthalmol 1986;21:284-286.
- Bieniek, K.W. and Riedel, H.H. Bacterial foci in the teeth, oral cavity, and jaw—secondary effects (remote action) of bacterial colonies with respect to bacteriospermia and subfertility in males. Andrologia 1993;25:159-162.
- Shelley, W.B. Urticaria of nine year's duration cleared following dental extraction. Arch Derm 1969;100:324-325.
- Russi, E.W., et al. Septic pulmonary embolism due to periodontal disease in a patient with hereditary hemorrhagic telangiectasia. Respiration 1996;63:117-119.
- Suzuki, J., et al. A fatal case of acute mediastinitis caused by periodontal infection. Nihon Kyobu Shikkan Gakkai Zasshi 1992;30:1847-1851.
- Marks, P.V, et al. Multiple brain abscesses secondary to dental caries and severe periodontal disease. Br J Oral Maxillofac Surg 1988;26:244-247.
- Losli, E. and Lindsey, R. Fatal systemic disease from dental sepsis. Oral Surg Oral Med Oral Pathol 1963;16:366-372.
- Gallagher, D.M., et al. Fatal brain abscess following periodontal therapy: a case report. Mount Sinai J Med 1981;48:158-160.
- Palank, E.A., et al. Fatal acute bacterial myocarditis after dentoalveolar abscess. Am J Cardiol 1979;43:1238-1241.

Chapter 4　命にかかわる歯科治療

- Berlin, M.H., et al. On the site and mechanism of mercury vapor resorption in the lung. Archives of Environmental Health 1969;18:42-50.
- Kudak, F.N. Absorption of mercury from the respiratory tract in man. Acta Pharmacology Toxicology 1965;23:250-258.
- Svare, C.W., et al. The effect of dental amalgams on mercury levels in expired air. Journal of Dental Research 1981;60:1668-1671.
- Reinhardt, J.W., et al. Mercury vapor expired after restorative treatment: preliminary study. Journal of Dental Research 1979;58:2005.
- Ziff, S. The Toxic Time Bomb. Santa Fe, NM; Aurora Press, 1986.
- Svare, C.W., et al. The effect of dental amalgams on mercury levels in expired air. Journal of Dental Research 1981;60:1668-1671.
- Heintze, V, et al. Methylation of mercury from dental amalgam and mercuric chloride by oral streptococci in vitro. Scandinavian Journal of Dental Research 1983;91:150-152.
- Huggins, H. It' s All In Your Head: The Link Between Mercury Amalgams and Illness. Garden City Park, NY:Avery Publishing, 1993.
- Gosselin, R.E., et al. Clinical Toxicology of Commercial Products, 5thEd. Philadelphia, PA:William & Walkins, 1984.
- Fagin, D. Second thoughts about fluoride. Scientific American January 2008.
- Skolnick, A. New doubts about benefits of sodium fluoride. JAMA 1990;263:1752-1753.
- Riggs, B.L., et al. Effect of fluoride treatment on the fracture rate in postmenopausal women with osteoporosis. N Engl J Med 1990;322:802-809.
- Lee, L. Fluoride alert. To Your Health October 2004.
- US Department of Agriculture. Air Pollutants Affecting the Performance of Domestic Animals. Agricultural Handbook No.380. Revised. 1972, p. 109.
- Weinstein, L.H. Effects of Fluorides on Plants and Plant Communities: An Overview. In: Shupe JL, Peterson HB, Leone NC, (Eds). Fluorides: Effects on Vegetation, Animals, and Humans. Salt Lake City, Utah: Paragon Press, 1983, pp. 53-59.
- Janet Raloff, The St. Regis Syndrome. Science News July 19, 1980, pp. 42-43.
- Fagin, D. Second thoughts about fluoride. Scientific American January 2008.
- Nelsons, D.G.A., et al. Crystallographic structure of enamel surfaces treated with topical fluoride agents: TEM and XRD considerations. J Dent Res 1984;63:6-12.
- Jin, Y. and Yip, H. Supragingival calculus: formation and control. Crit Rev Oral Biol Med 2002;13:426-441.

Chapter 5　オイルプリングの調査と成功談

- Amith, H.V., et al. Effect of oil pulling on plaque and gingivitis. JOHCD 2007;1:12-18.
- Tritten, C.B. and Armitage, G.C. Comparison of a sonic and a manual toothbrush for efficacy in supragingival plaque removal and reduction of gingivitis. J Clin Periodontol 1996;23:641-648.
- Asokan, S., et al. Effect of oil pulling on Streptococcus mutans count in plaque and saliva using Dentocult SM Strip mutans test: A randomized, controlled, triple-blind study. J Indian Soc Pedod Prevent Dent 2008;26:12-17.
- Anand, T. D., et al. Effect of oil-pulling on dental caries causing bacteria. African Journal of Microbiology Research 2008;2:63-66.
- Asokan, S., et al. Effect of oil pulling on Streptococcus mutans count in plaque and saliva using Dentocult SM Strip mutans test: A randomized, controlled, triple-blind study. JISPPD 2008;26:12-17.

Chapter 6　オイルプリングの基本的な練習

- Roberts, G.J., et al. Dental bacteraemia in children. Pediatr Cardiol 1997;18:24-27.
- Slanetz, L.W. and Brown, E.A. Studies on the numbers of bacteria in the mouth and their reduction by the use of oral antiseptics. J Dent Res 1949;28:313-323.

Chapter 7　ファイフ博士のオイルプリング・セラピー

- Price, W.A., Nutrition and Physical Degeneration, 8th edition. La Mesa, CA:Price-Pottenger Nutrition Foundation, 2008.
- Carroll, K.K. and Khor, H.T. Effects of level and type of dietary fat on incidence of mammary tumors induced in female Sprague-Dawley rats by 7,12-dimethylbenz()anthracene. Lipids 1971;6:415-420.
- Reddy, B.S. and Maeura, Y. Tumor promotion by dietary fat in azoxymethane-induced colon carcinogenesis in female F344 rats: influence of amount and source of dietary fat. J Natl Cancer Inst 1984;72:745-750.
- Cohen, L.A. and Thompson, D.O. The influence of dietary medium chain triglycerides on rat mammary tumor development. Lipids 1987;22:455-461.
- Cohen, L.A., et al Influence of dietary medium-chain triglycerides on the development of N-Methylnitrosourea-induced rat mammary tumor. Cancer Res 1984;44:5023-5028.
- Mascioli, E.A., et al. Medium chain triglycerides and structured lipids as unique nonglucose energy sources in hyperalimentation. Lipids 1987;22:421-423.
- Fife, B. Coconut Cures: Preventing and Treating Common Health Problems with Coconut. Colorado Springs, CO: Piccadilly Books, Ltd., 2005.

- Ershow, A.G., et al. Intake of tapwater and total water by pregnant and lactating women. Am J Public Health 1991;81:328-334.
- Dauteman, K.W., et al. Plasma specific gravity for identifying hypovolaemia. J Diarrhoeal Dis Res 1995;13:33-38.
- Fife, B. Coconut Water for Health and Healing. Piccadilly Books, Ltd., 2008.
- Leggott, P.J., et al. The effect of controlled ascorbic acid depletion and supplementation on periodontal health. Journal of Periodontology 1986;57:480-485.
- Abraham, G.E. and Grewal, H. Effect on the mineral density of calcaneous bone in postmenopausal women on hormonal therapy. J Reprod Med 1990;35:503-507.
- Omura, Y. and Beckman, S.L. Role of mercury (Hg) in resistant infections and effective treatment of Chlamydia trachomatis and Herpes family viral infections (and potential treatment for cancer) by removing localized Hg deposits with Chinese parsley and delivering effective antibiotics using various drug uptake enhancement methods. Acupunct Electrother Res 1995;20:195-229.
- Omura, Y., et al. Significant mercury deposits in internal organs following the removal of dental amalgam, & development of pre-cancer on the gingiva and the sides of the tongue and their represented organs as a result of inadvertent exposure to strong curing light (used to solidify synthetic dental filling material) & effective treatment: a clinical case report, along with organ representation areas for each tooth. Acupunct Electrother Res 1996;21:133-160.
- Karunasagar, D. et al. Removal and preconcentration of inorganic and methyl mercury from aqueous media using a sorbent prepared from the plant Coriandrum sativum. J Hazard Mater 2005;118:133-139.
- Vucenik, I., et al. Comparison of pure inositol hexaphosphate and high-bran diet in the prevention of DMBA-induced rat mammary carcinogenesis. Nutrition and Cancer 1997;28:7-13.
- Ullah, A. and Shamsuddin, A.M. Dose-dependent inhibition of large intestinal cancer by inositol hexaphosphate in F344 rats. Carcinogenesis 1990;11:2219-2222.
- Singh, R.P., et al. Inositol hexaphosphate inhibits growth, and induces G1 arrest and apoptotic death of prostate carcinoma DU145 cells: modulation of CDKI-CDK-cyclin and pRb-related protein-E2F complexes. Carcinogenesis 2003;24:555-563.
- Grases, F., et al. A new procedure to evaluate the inhibitory capacity of calcium oxalate crystallization in whole urine. International Urology & Nephrology 1995;27:653-661.
- Ohkawa, T., et al. Rice bran treatment for patients with hypercalciuric stones: experimental and clinical studies. Journal of Urology 1984;132:1140-1145.
- http://www2.nidcr.nih.gov/sgr/sgrohweb/chap5.htm.

- Guyton, A.C. Textbook of Medical Physiology, 8th Ed. Philadelphia, PA:W.B. Saunders Company, 1991.
- Giunta, J.L. Dental erosion resulting from chewable vitamin C tablets. Journal of the American Dental Association 1983;107:253-256.
- Rugg-Gunn, A.J., et al. The effect of different meal patterns upon plaque pH in human subjects. British Dental Journal 1975;139:351-356.
- Effert, F.M. and Gurner, B.W. Reaction of human and early milk antibodies with oral streptococci. Infect Immun 1984;44:660-64.
- McDougall W. Effect of milk on enamel demineralization and remineralization in vitro. Caries Res 1977;11:166-72.
- Weber, C. Eliminate infection (abscess) in teeth with cashew nuts. Medical Hypotheses 2005;65:1200.
- Shouji, N., et al. Anticaries effect of a component from shiitake (an edible mushroom). Caries Res 2000;34:94-98.
- Hanioka, T., et al. Effect of topical application of coenzyme Q10 on adult periodontitis. Mol Aspects Med 1994;15 Suppl:S241-248.

▸ 著者略歴

ブルース・ファイフ　Bruce Fife

著述家、講演家、公認栄養士、自然療法医。『Coconut Water for Health and Healing』『The coconut Oil Miracle』『Eat Fat, Look Thin』を含む20冊以上の著書がある。『Healthy Ways Newsletter』の編集・発行人。ココナッツの健康と栄養面について一般に普及を図る団体、ココナッツ・リサーチ・センターの所長。ココナッツに関する国際的な権威として知られている。ココナッツオイルの健康効果に関する医学的研究を、初めて一般の人が理解できるように発表した。また世界中を旅して、医療専門家や一般市民にココナッツの知識を伝えている。そのため、多くの人から敬意を込めて「ココナッツ博士」と呼ばれている。

▸ 監訳者略歴

白澤卓二　しらさわたくじ

［順天堂大学大学院医学研究科 加齢制御医学講座 教授］

神奈川県生まれ。1990年千葉大学大学院医学研究科博士課程修了、医学博士。東京都老人総合研究所病理部門研究員、同神経生理部門室長、分子老化研究グループリーダー、老化ゲノムバイオマーカー研究チームリーダーを経て2007年より現職。専門は寿命制御遺伝子の分子遺伝学、アルツハイマー病の分子生物学、アスリートの遺伝子研究。日本抗加齢医学会理事のほか、所属学会多数。著書は、『100歳までボケない101の方法』『老いに克つ』『免疫力をアップする、塩麹のおかず』『100歳までボケない手指体操』『100歳までサビない生き方』『「砂糖」をやめれば10歳若返る！』など100冊を超える。

ココナッツ・オイルプリング

病気の予防と改善に役立つやさしい健康法

2014年10月31日　初版第1刷発行
2015年 1 月30日　初版第2刷発行

著者　ブルース・ファイフ
監訳　白澤卓二

翻訳協力　戸田一雄（長崎大学大学院医歯薬学総合研究科教授）
デザイン　永野有紀、三浦裕一朗（mo-green）
イラスト　藤田ヒロコ
撮影　渡辺伸雄
取材協力　株式会社 ココウェル

発行者　戸部慎一郎
発行所　株式会社医道の日本社
〒237-0068　神奈川県横須賀市追浜本町1-105
TEL 046-865-2161
FAX 046-865-2707

製本・印刷　ベクトル印刷株式会社

本書の内容は、著者による調査および著者の個人的体験などを基にまとめられています。一部、日本の実情に即さない内容が含まれています。

　ISBN978-4-7529-7015-6